LE

CONSEILLER DES MALADES

GUÉRISON SANS MERCURE

DES MALADIES VÉNÉRIENNES

des Dartres, de la Gale
et des Scrofules, des Rétrécissements de l'urètre et de l'Impuissance

PAR LE

TRAITEMENT VÉGÉTAL, DÉPURATIF, RAFRAICHISSANT

ET ANTI-NERVEUX

PAR LE DOCTEUR BELLIOL

RAPPORT D'UNE COMMISSION MÉDICALE

Constatant la supériorité de ce traitement

DOUZIEME ÉDITION

Prix : 1 franc

PARIS

E. DENTU, LIBRAIRE-ÉDITEUR

PALAIS-ROYAL, 13, GALERIE D'ORLÉANS

ET CHEZ L'AUTEUR, RUE DES BONS-ENFANTS, 30

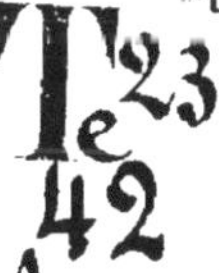

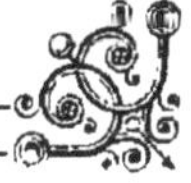

LE

CONSEILLER

DES MALADES

OUVRAGES DU MÊME AUTEUR

CONSEILS AUX HOMMES AFFAIBLIS

TRAITÉ DE L'IMPUISSANCE

OU

ÉPUISEMENT NERVEUX DES ORGANES GÉNÉRATEURS

SUITE DES EXCÈS DE LA JEUNESSE

De l'affaiblissement dû aux maladies du cerveau, de la moelle épinière, des poumons, du cœur, du foie, de l'estomac, des intestins, de la vessie et des reins. *Maladies nerveuses*, mélancolie, perte de mémoire, varicocèle, sarcocèle, rétrécissement, pertes nocturnes, paralysie, douleurs, scrofules, dartres, démangeaisons, maladies contagieuses traitées *sans mercure*. — Maladies des femmes. — Conseils aux vieillards.

RAPPORT MÉDICAL SUR LES AVANTAGES D'UN TRAITEMENT VÉGÉTAL, DÉPURATIF, RAFRAÎCHISSANT, ANTI-NERVEUX.

Un fort volume relié à l'anglaise, 10e édition,

AVEC PLANCHE ANATOMIQUE ET PORTRAIT DE L'AUTEUR.

Prix : 7 fr. et 8 fr.

rendu à domicile, sous enveloppe, contre un mandat sur la poste.

MALADIES DES FEMMES

TRAITÉ DES MALADIES DE L'UTÉRUS

STÉRILITÉ, CHLOROSE, AGE CRITIQUE, DARTRES ET SCROFULES

Brochure in-8° : 2 fr.

PARIS. — IMP. SIMON RAÇON ET COMP., RUE D'ERFURTH, 1.

LE
CONSEILLER DES MALADES

GUÉRISON SANS MERCURE

DES MALADIES VÉNÉRIENNES

DES DARTRES, DE LA GALE ET DES SCROFULES

DES RÉTRÉCISSEMENTS DE L'URÈTRE ET DE L'IMPUISSANCE

PAR LE

TRAITEMENT VÉGÉTAL, DÉPURATIF, RAFRAICHISSANT

ET ANTI-NERVEUX

DU DOCTEUR BELLIOL.

RAPPORT D'UNE COMMISSION MÉDICALE

CONSTATANT LA SUPÉRIORITÉ DE CE TRAITEMENT.

DOUZIÈME ÉDITION

Prix : 1 franc

PARIS

E. DENTU, LIBRAIRE-ÉDITEUR

PALAIS-ROYAL, 13, GALERIE D'ORLÉANS,

ET CHEZ L'AUTEUR, RUE DES BONS-ENFANTS, 30

1858

AVIS AUX MALADES

Les diverses préparations dont il est parlé dans cet ouvrage ne se trouvent pas chez des pharmaciens dépositaires, parce qu'elles doivent se modifier à chaque instant selon l'âge, le tempérament du malade, selon le caractère plus ou moins grave de sa maladie. Je désavoue donc toutes les préparations qui n'ont point été formulées par moi, les considérant non-seulement comme inefficaces, mais encore comme dangereuses par suite du *mercure* et de l'*arsenic* qu'elles contiennent sous les noms divers de liqueur de *fowler* et de *pearson*. Le premier de ces moyens encore employé dans les maladies vénériennes, et le deuxième dans les maladies de la peau, produisent dans l'économie de déplorables désordres qui auraient dû en faire abandonner l'emploi. — Je le répète, une prescription spéciale est toujours rédigée pour chaque malade, après un scrupuleux examen de sa position. S'il est important qu'un médicament soit consciencieusement préparé, il ne l'est pas moins qu'il soit dosé et administré par une main habile; sans ces deux conditions, il n'y a pas de succès possible.

Si les malades sont à proximité de Paris, il est de leur intérêt d'y venir, l'étude de leur maladie n'en est que plus facile. Dans le cas contraire, ils ne devront rien omettre des symptômes qu'ils éprouvent en répondant aux questions que j'ai posées, page 8 ; et une fois bien éclairé sur leur position, le traitement peut très-bien s'effectuer par correspondance. J'ajouterai qu'il est d'un emploi facile, et qu'il peut être (chose importante) employé secrètement.

Écrire à M. le docteur Belliol, rue des Bons-Enfants, 30, à Paris. — Il ne reçoit que les lettres affranchies.

Ses consultations ont lieu de 8 à 10 heures du matin, et de midi à 2 heures.

RAPPORT

D'une Commission de quatre Docteurs de la Faculté de Médecine de Paris, sur la nouvelle Méthode végétale, dépurative et rafraîchissante

DU DOCTEUR BELLIOL.

Appelés à prendre des renseignements sur la méthode végétale que le docteur Belliol emploie dans le traitement des dartres, des écrouelles, des maladies vénériennes et des diverses affections chroniques humorales qui attaquent nos organes, nous avons suivi, pendant deux années consécutives, un très-grand nombre d'expériences qui nous ont permis d'établir notre jugement sur un procédé médical qui mérite de fixer vivement l'attention des médecins. Des faits dont nous avons été les témoins, il nous est permis de tirer les conclusions suivantes, et qui sont dignes du plus haut intérêt :

1° Qu'on ne peut mettre en doute l'efficacité de ce traitement dépuratif, attendu qu'un très-grand nombre de malades, affectés de vives démangeaisons et de dartres fort graves, puisqu'elles envahissaient toute l'étendue de la peau, ont été radicalement guéris. Nous avons vu des malades, dans l'état le plus déplorable par suite de dartres rongeantes, anciennes et héréditaires, guérir dans un temps fort court, lors même qu'elles occupaient des parties délicates, tel que le visage ; qu'elles étaient profondes et qu'elles dégageaient avec une odeur insupportable une matière purulente très-corrosive. Des écoulements dartreux des oreilles, du nez, des paupières, ont cédé très-promptement à l'emploi de la *poudre végétale :* c'est sous cette forme que le dépuratif du docteur Belliol est administré.

2° En quelques mois et par ce moyen, des malades, affectés d'écrouelles, ont été entièrement guéris ; cependant ils portaient les affections les plus graves ; les uns avaient toutes les glandes du cou engorgées, bleuâtres et en suppuration ; d'autres avaient les paupières, les narines, les lèvres gonflées, gorgées d'humeur. Chez d'autres, le vice écrouelleux avait attaqué les os, les articulations; l'épine dorsale était fortement recourbée, tordue; les jambes, incapables de supporter le poids du corps par la détérioration du système osseux, avaient affecté les directions les plus vicieuses. Des dégradations épouvantables, d'horribles mutilations, dues au vice écrouelleux, se sont complétement effacées sous l'influence de ce puissant dépuratif.

3° Des maladies vénériennes anciennes et rebelles à tous les traitements, se manifestant, soit par un suintement habituel, soit par des bubons, ou par des boutons ou des ulcérations paraissant et disparaissant à certains intervalles, ont été radicalement guéries par ce dépuratif. Des plaies profondes, des dégénérations cancéreuses, des excroissances d'une grande étendue, se sont effacées sous l'influence de ce moyen, lorsqu'elles avaient résisté à tous les médicaments employés en pareil cas, et qu'elles avaient été exagérées par des préparations mercurielles.

4° Nous avons suivi, avec un intérêt tout particulier, l'emploi de cette poudre dépurative dans le traitement de diverses affections chroniques de nature humorale. Des maladies des yeux, des oreilles, se sont promptement ameliorées par ce moyen. Nous avons vu des malades crachant le pus, et arrivés à un grand degré de maigreur, recouvrer en moins de six mois une santé florissante. Des hydropiques, réputés incurables, ayant subi plusieurs fois la ponction, très-affaiblis par de longues douleurs, portant un teint jaune et safrané, ont été soulagés en quelques jours et guéris en peu de mois. Des constipations opiniâtres, des irritations d'entrailles, des maladies laiteuses, des pâles couleurs, des hémorroïdes, des affections cancéreuses du sein, de la matrice, se sont dissipées d'une manière miraculeuse sous l'influence de ce dépuratif. La facilité avec laquelle il résout divers principes acrimonieux qui irritent le système nerveux nous explique son efficacité dans le traitement des maladies vaporeuses, mélancoliques, hypocondriaques et hystériques. En un mot, cette méthode s'est montrée d'une énergique efficacité, toutes les fois qu'il a fallu combattre un vice humoral, soit dartreux, écrouelleux, galeux, vénérien, scorbutique, bilieux, rhumatismal ou glaireux.

5° C'est sous forme de poudre, comme nous l'avons déjà dit, que le nouveau dépuratif est administré. Soumis à l'analyse chimique, nous avons constaté que cette poudre était végétale, et qu'elle ne contenait pas un *atome de mercure*. Elle est composée de l'extrait le plus pur des végétaux dépuratifs. Elle contient des substances gommeuses rafraîchissantes qui produisent les plus heureux effets dans toutes ces maladies humorales, qui sont toujours accompagnés d'une certaine irritation. Il entre dans sa composition des substances qui poussent à la peau et aux urines, deux voies par lesquelles notre économie tend à se débarrasser des principes acrimonieux qui la tourmentent.

6° Nous avons constaté qu'elle convient aux personnes les plus débiles ; les enfants fort glaireux de leur nature et les vieillards chez lesquelles les fonctions de la peau et de la vessie ne s'opèrent qu'imparfaitement en retirent d'heureux effets. Comme ce médicament est préparé d'après les principes de la doctrine physiologique, il doit se montrer précieux toutes les fois qu'il y a un principe acrimonieux à détruire et inflammation à combattre.

7° Le docteur Belliol, étranger à tout esprit de système, n'a pas prétendu que la poudre végétale, qui fait la base de son traitement, pût seule suffire pour obtenir la cure des affections multipliées qui assiégent notre économie ; il a senti qu'il fallait des moyens accessoires, soit pour abréger la durée d'une maladie, soit pour aider à sa guérison ; aussi use-t-il, lorsque les circonstances l'exigent, d'un purgatif qui est d'un emploi facile, et d'une pommade destinée aux personnes affectées de dartres, d'écrouelles ou de douleurs. Il a senti comme nous que, pour qu'une méthode soit toujours efficace, elle ne doit pas reposer sur un moyen exclusif, et qu'il est nécessaire qu'elle puisse se modifier de manière à s'adapter à l'âge, au tempérament et aux habitudes de chaque individu.

8° Les bornes de ce rapport ne nous permettent pas de transcrire ici une multitude d'observations qui offrent un très-grand intérêt; nous avons dû, en quelque sorte, ne nous élever qu'à des données générales, et constater, aussi succinctement que possible, les succès de la nouvelle méthode végétale, dépurative, et ses heureux effets sur l'économie malade. D'ailleurs, le baron Alibert, médecin en chef de l'hôpital Saint-Louis, n'a-t-il pas déjà, depuis plusieurs années, signalé dans son bel ouvrage de *Matière Médicale* les brillants succès obtenus par le docteur Belliol dans le traitement de toutes ces diverses maladies de la lymphe.

Enfin, nous le disons hautement, le docteur Belliol a fait faire un pas immense à l'art de guérir, en portant le traitement des dartres, des écrouelles, de la syphilis et des maladies chroniques au plus haut degré de perfection. Nous avons l'honneur de proposer à l'Académie royale de médecine et à l'Institut de France, de donner leur approbation aux recherches de ce médecin distingué, dont les travaux se montrent si profitables à l'humanité souffrante, et qui vient d'acquérir de nouveaux titres à l'estime publique, car il est un des médecins auxquels la ville de Paris, reconnaissante, vient de décerner une médaille d'honneur pour le dévouement qu'il a manifesté pendant l'épidémie qui a désolé notre cité.

Avons signé le présent rapport,

Morin, de la Faculté de médecine de Paris, membre de la Société médicale d'émulation et de celle de Louvain, *Rapporteur*.

Vigreux, de la Faculté de médecine de Paris, médecin-accoucheur.

Perbost de Saint-Godens, de la Faculté de médecine de Paris, membre de plusieurs Sociétés nationales et étrangères.

Robert, de la Faculté de médecine de Paris, membre de la Société de médecine pratique, médecin honoraire de la cour de S. M. le roi de Suède.

Paris, le 2 mars 1833.

QUESTIONS

AUXQUELLES ON DOIT RÉPONDRE POUR OBTENIR UNE CONSULTATION.

1° Indiquer les symptômes de la maladie ;

2° Le lieu qu'elle occupe, son étendue et quelles sensations, plus ou moins douloureuses, elle fait éprouver ;

3° Indiquer les causes qui ont pu la produire ;

4° Indiquer la date de la maladie et les circonstances qui ont présidé à son développement ;

5° Indiquer son âge, le sexe auquel on appartient, signaler son tempérament, dire s'il est bilieux, lymphatique, nerveux ou mélancolique ;

6° Indiquer sa force, sa taille et la couleur de ses cheveux ;

7° Le malade indiquera quels sont chez lui les organes les plus faibles et les plus irritables ;

8° Dire si on n'aurait pas lieu de supposer que des maladies antérieures qui ont disparu ou qui paraissaient guéries ne seraient pas la cause de celle pour laquelle on demande une consultation ;

9° Quels médicaments ont été employés et quel a été leur effet.

PRÉFACE

Livré depuis un grand nombre d'années au traitement des maladies vénériennes, j'ai été à même de signaler non-seulement les dangers, mais encore l'inefficacité des préparations mercurielles dont on se sert généralement pour les combattre; et, tout en appréciant les précieux avantages des substances végétales, sudorifiques et diurétiques, dans ces maladies, j'ai constaté qu'elles perdaient beaucoup de leur vertu par la manière défectueuse dont elles sont généralement employées. Aussi, profitant des ressources que m'offrait la chimie végétale, et encouragé par les heureuses expériences faites à l'Hôpital des Vénériens à Paris, ainsi qu'à l'Hôpital de Saint-Thomas à Londres, j'ai tenté de les administrer sous forme de poudre. Je leur ai fait subir des préparations qui, en les dépouillant de tout ce qu'elles ont d'inerte pour ne leur conserver que leur propriété active, rendent leur principe soluble dans l'eau, et, par conséquent, susceptible d'être employé avec une constante efficacité dans les maladies vénériennes les plus opiniâtres, ainsi que dans les affections dartreuses et scrofuleuses, si rebelles aux médications généralement adoptées.

De divers principes extraits des substances sudorifiques et diurétiques, j'ai formé une poudre éminemment dépurative, à laquelle j'ai donné des qualités adoucissantes par l'addition de substances gommeuses propres à calmer l'irritation qui accompagne presque toujours les affections vénériennes, les maladies acrimonieuses du sang, de la lymphe et de nos humeurs.

Ce n'est qu'après de nombreuses expériences insérées dans les journaux de médecine, communiquées à des professeurs de l'école de Paris, à des membres de l'Académie royale de médecine, ainsi qu'aux Académies de Vienne et de Turin, que je me suis décidé, il y a déjà nombre d'années, à publier cet écrit, qui a obtenu l'approbation des praticiens éclairés, qui sont à même de constater journellement les avantages de ma méthode végétale.

Les encouragements que le public a daigné faire aux éditions précédentes de cet ouvrage me sont une preuve que cette douzième édition, revue, corrigée et appuyée d'un rapport médical, sera accueillie avec cet intérêt qui semble plus particulièrement s'attacher aux écrits qui propagent de nouvelles découvertes médicales.

DE LA NOUVELLE MÉTHODE

VÉGÉTALE, DÉPURATIVE, RAFRAICHISSANTE ET ANTI-NERVEUSE.

Cette méthode toute rationnelle, et qui est le fruit d'une longue expérience, découle nécessairement de la doctrine que j'ai émise touchant l'origine des maladies chroniques. Mes études continuelles sur toutes ces affections lentes, qui usent l'organisation, ont suffisamment démontré qu'une dégénération du sang et des humeurs, l'inflammation sourde ou l'irritation nerveuse des organes affectés, en étaient ensemble ou tour à tour les causes les plus ordinaires. Pourrait-on mettre en doute la solidité de cette assertion lorsque des ouvertures cadavériques viennent la confirmer? En effet, chez des individus morts par suite des maladies chroniques, on trouve les organes endurcis, engorgés de sang, et d'autres fois en proie à des ulcérations étendues et à une sécrétion purulente qui s'échappe avec abondance de leur tissu profondément altéré. C'est en ne perdant pas de vue ces deux points capitaux, l'irritation sanguine et nerveuse de l'organe malade, sa suppuration et la dégénération de nos humeurs, que j'ai pu établir un mode de traitement dont le temps a confirmé le succès. Sans doute je n'ai pas toujours pu triompher de tous les maux : il en est de si invétérés, qu'on ne peut espérer que du soulagement, et c'est déjà beaucoup obtenir que de rendre la vie supportable. Que peut la meilleure méthode quand les organes sont détruits, que les fonctions sont interverties, et que le principe de vie n'est plus qu'une étincelle? toutes les puissances de l'art pourraient-elles ranimer un cadavre?

Convaincu que, dans la plupart des maladies chroniques

de nos organes et des affections dartreuses, vénériennes, scrofuleuses, goutteuses ou rhumatismales, il y a le plus souvent un principe humoral à détruire, une irritation sanguine et nerveuse à combattre, j'ai senti le besoin de doter l'art de guérir d'un médicament renfermant à la fois des propriétés dépuratives et rafraîchissantes. C'est vers les substances émollientes, anti-nerveuses, sudorifiques et diurétiques, que j'ai dû tourner mes regards. Les premières calment l'irritation des organes, et, les ramenant à leur état primitif, rétablissent le jeu des fonctions, tandis que les secondes, neutralisant, expulsant par la transpiration insensible et les urines les matières qui circulent dans la masse du sang, détruisent ainsi l'acrimonie de nos humeurs. J'ai combiné ces substances, je les ai administrées sous les formes et les doses les plus variées, et c'est après des essais multipliés que j'ai pu constater qu'elles n'ont des qualités calmantes et dépuratives efficaces qu'autant qu'elles sont administrées autrement qu'en tisane ou sirop.

Le choix des substances anti-nerveuses, rafraîchissantes, sudorifiques et diurétiques, était encore chose importante; aussi chacune d'elles a tour à tour été employée, et c'est en multipliant mes essais que j'ai pu m'assurer, par des faits sévèrement observés, de leur degré d'efficacité. Mon choix a donc été le fruit d'une longue expérience. Je dois répéter encore que les diverses substances médicamenteuses prises en tisane ou en sirop se montrent peu efficaces, qu'il n'y a véritablement que la forme de poudre qui leur conserve toutes leurs vertus, et que cette forme est celle que j'ai adoptée. C'était un grand problème à résoudre que d'arriver à donner à un malade, sous un petit volume et sans le fatiguer, une grande quantité du principe extractif d'un médicament. Ce problème, je l'ai résolu, puisqu'on prend en trois verres par jour ce que vingt verres d'une décoction désagréable pourraient à peine contenir. Quels effets ne doit-on pas attendre d'un dépuratif qui, par sa forme et le choix des substances qui le composent, se montre à la fois doux et puissant?

Cette composition, mélange à la fois de substances calmantes, sudorifiques et diurétiques, je l'ai désignée sous le nom de *Poudre végétale dépurative et rafraîchissante*. Elle est d'un goût agréable, elle s'applique avec succès au traitement des dartres, de la gale, des écrouelles, de la syphilis, et de toutes les maladies opiniâtres, humorales ou inflammatoires, quelque forme d'ailleurs qu'elles puissent revêtir. Elle convient à tous les âges, à tous les sexes; elle s'emploie dans tous les climats, et, comme elle n'est formée que de substances douces et dépuratives, elle peut être employée pour les tempéraments les plus délicats. Il est des individus qui, par suite de plusieurs traitements avec le mercure, recèlent dans leur sang des parcelles de ce dangereux métal; l'emploi de cette poudre, agissant sur les fonctions de la peau et des reins, favorise son expulsion, et délivre ainsi les organes d'un principe qui, en même temps qu'il favorise la dégénération du sang et des humeurs, porte une vive irritation non-seulement sur les os, mais encore sur le système nerveux.

La poudre végétale pousse fortement aux urines; elle est essentiellement utile lorsqu'elles sont rouges et sablonneuses. Son usage habituel s'oppose efficacement au développement de la gravelle, et, par suite, de la pierre. Les personnes constipées, celles qui éprouvent de l'insomnie, celles qui ont le sang échauffé et le système nerveux irrité, trouveront dans son emploi journalier des avantages qu'aucun médicament ne pourrait leur offrir. En effet, ce spécifique, introduit dans le sang, en adoucit l'acrimonie et tempère les matières ardentes dont il est infecté; il résout sa viscosité, son épaississement, et, parcourant avec lui les organes de sa circulation, il expulse par la transpiration insensible, par les urines et par les autres voies naturelles, les matières fondues, séparées et rendues fluides. Ce médicament ne fait ici qu'aider la nature, qui tend sans cesse à se débarrasser des matières acrimonieuses qui l'assiégent. Mais ce n'est malheureusement pas toujours à l'extérieur que se fait un pareil transport : souvent il a lieu vers le poumon, le foie, ou d'autres organes importants; à quels dangers n'est-on pas alors exposé? Le médicament dont je parle sait éliminer tout ce qui met obstacle à l'accomplissement des fonctions de l'économie.

Ma méthode ne se compose pas de l'emploi d'un médicament, mais au contraire d'un ensemble de moyens que l'expérience a coordonnés et qui sont susceptibles de combattre avec efficacité les affections de la peau et toute la série des maladies opiniâtres qui assiégent notre organisation. Vouloir qu'un seul et unique médicament, *sans appui de tout autre moyen*, puisse se ployer aux affections les plus diverses et combattre les symptômes qui les caractérisent, c'est faire preuve de folie ou bien se montrer tout à fait étranger aux plus simples règles de l'art de guérir : je laisse à un charlatanisme éhonté de si ridicules prétentions. J'ai mis à profit tous les médicaments dont une longue expérience a constaté les heureux effets. A l'exemple de quelques médecins, je n'ai pas proscrit les émissions sanguines et les vésicatoires; je n'ai pas frappé d'anathème l'émétique, le quinquina ou l'opium, etc.; et tout cela dans le but de prouver qu'un seul médicament suffisait aux innombrables maladies qui nous tourmentent; j'ai, au contraire, appelé à mon aide tous les agents médicamenteux dont l'expérience des siècles a constaté les effets, et, les combinant avec bonheur à des moyens à la fois végétaux, dépuratifs, rafraîchissants et antinerveux, j'ai pu triompher des maladies les plus graves, qui avaient résisté à des médications longtemps et inutilement continuées. Médecin éclectique (*), je ne me suis pas enthousiasmé pour tel ou tel moyen au détriment d'un autre; mais, semblable à l'abeille qui puise sur chaque fleur de quoi composer son miel, j'ai pris dans chaque méthode ce qu'elle pouvait avoir de bon pour en composer un tout, et j'ai lieu de m'applaudir de cette marche. Étranger à tout esprit de système, c'est par le doute et par une sage expérimentation des phénomènes maladifs que j'ai porté la lumière dans des obscurités qu'on pouvait regarder comme impénétrables.

Fidèle à mes principes d'éclectisme, ma pratique se plie à toutes les indications qui se présentent. Si le sang est âcre, il est facile de sentir la nécessité de le dépurer, et d'avoir recours aux émissions sanguines, soit par la lancette, soit par les sangsues, s'il est en trop grande abondance. Si nos tissus, nos organes, sont irrités, on éprouve le besoin de les rafraîchir. Si des matières bilieuses, glaireuses, existent dans l'estomac ou les intestins, on conçoit qu'il est urgent de les évacuer, mais après avoir préparé, rafraîchi le malade. Chez les personnes affectées de dartres, de syphilis et de scrofules, on dépure le sang par l'emploi de la poudre végétale, qui favorise la transpiration insensible, pousse aux urines, calme et rafraîchit nos organes. Chez une personne

(*) Le médecin qui professe l'éclectisme n'a point de système; il adopte les opinions qui lui paraissent le plus raisonnables, ne rejette aucun médicament, les essaye tous; il n'a d'autre guide que la nature et se montre ennemi de toute exagération.

forte, la saignée combat une pléthore générale, donne plus de jeu à la circulation, dégage le poumon, le foie et le cerveau. On applique des sangsues quand il s'agit de combattre l'inflammation d'autres organes, tels que l'estomac, la vessie, la matrice, etc. Par l'application d'un vésicatoire, d'un séton ou d'un cautère, selon les circonstances, on balance et détruit une inflammation interne, en même temps qu'on favorise la sortie d'une humeur fixée sur un organe. L'emploi des *pilules toni-purgatives* déblaye, en les fortifiant, l'estomac et les intestins. Voulons-nous donner du ton à l'organisation en général, ou bien à un organe en particulier, nous avons recours à une *liqueur fortifiante* dans laquelle entrent des substances amères et ferrugineuses. Voulons-nous combattre des obstructions du foie, des glandes du cou et du sein, ou de tout autre organe de l'économie, nous usons d'une *liqueur fondante.* Voulons-nous mettre un terme à des douleurs rhumatismales, goutteuses, nous employons avec succès une *liqueur anti-rhumatismale* qui obtient d'heureux effets. S'agit-il de diminuer la sensibilité du système nerveux et de fixer sa trop grande mobilité, on joint à l'usage des bains et des ferrugineux l'emploi d'une *liqueur anti-nerveuse.* On tarit des écoulements chroniques par des astringents et des fortifiants. Les frictions générales sèches impriment à l'organisation une activité essentiellement salutaire. L'emploi d'une pommade *résolutive anti-dartreuse* nettoie la peau ou la débarrasse de diverses éruptions qui l'assiégent et des démangeaisons qui s'y font ressentir. Sous l'influence de ce moyen, les ulcères se guérissent, les tumeurs et les glandes engorgées se dissolvent, quand on associe d'ailleurs à ce moyen externe l'emploi des préparations dépuratives et fondantes. — C'est ainsi qu'ennemi de tout système et ne prenant pour guide que l'observation je suis fidèlement la marche qu'elle me prescrit.

J'ai entièrement renoncé à l'emploi intérieur des substances minérales, dont l'action délétère est si profonde sur l'économie et sur le système nerveux, que, quelque minimes que soient les doses auxquelles on les administre, l'affaiblissement, la maigreur, des tremblements nerveux, sont les conséquences inévitables de leur emploi. Parmi elles, il en est deux, l'*arsenic* et le *mercure*, qui possèdent cette funeste propriété. Les diverses préparations arsénicales, connues sous les noms de *teinture de Fowler*, de *solution de Pearson*, de *pilules asiatiques*, sont assez généralement employées dans le traitement des maladies de la peau. Je m'étonne qu'on puisse persister dans une telle voie quand une longue étude des dartres démontre chaque jour non-seulement l'inefficacité de ces préparations, mais encore tout leur danger. Des affections les plus graves de l'*estomac* et des *intestins*, l'*asthme*, la *phthisie*, le *crachement de sang*, des *maladies nerveuses* les plus douloureuses, sont les tristes effets de ces préparations, qui produisent un trouble si profond dans toute l'économie.

J'ai également renoncé aux *préparations mercurielles*, encore employées par quelques médecins dans le traitement des dartres et des maladies vénériennes, et, tout en constatant, par trente années d'expérience, que les substances *végétales*, *dépuratives* et *rafraîchissantes* triomphent toujours de ces maladies, j'ai été à même aussi d'apprécier combien est dangereux l'emploi du *mercure*. Je veux tracer ici une peinture rapide des désordres qu'on peut avec raison attribuer à l'action de ce métal, dont les effets désastreux se font davantage sentir chez les individus qui sont lymphatiques et nerveux. — Les malades soumis à l'emploi du mercure commencent par pâlir; leurs chairs sont flasques, toutes les fonctions languissent; la face est bouffie; les gencives se gonflent, se ramollissent, saignent, se détruisent; les dents, ébranlées, tombent sans être cariées ou après s'être gâtées; les os de la mâchoire se carient ou se nécrosent quelquefois; le sang, tiré des veines, est aqueux, décomposé, moins riche en fibrine, ce qui explique la tendance qu'il y a alors aux hémorrhagies passives. Celles-ci se font surtout par la bouche ou dans l'épaisseur de la peau. Dans cet état, les jambes s'infiltrent; il y a des palpitations, de l'essoufflement et des évanouissements, l'appétit se perd, les digestions sont pénibles, et la diarrhée, qui se déclare bientôt, vient ajouter à la faiblesse des malades; ils éprouvent une fièvre lente qui les dévore, et qui leur occasionne quelquefois une soif inextinguible. Souvent aussi, indépendamment d'un tremblement nerveux, on remarque de l'hébétement, une torpeur intellectuelle; quelques-uns ont même un délire maniaque, avec des hallucinations qui se terminent par des accès convulsifs. — De tels phénomènes démontrent que le mercure n'exerce une action aussi profonde sur nos chairs et notre sang que parce qu'il est absorbé. On l'a trouvé, en effet, fréquemment à l'état libre dans la trame de nos organes.

Ce que je viens de dire s'applique parfaitement à l'emploi de l'*huile de foie de morue*, préconisée ridiculement contre toutes les maladies. On a cherché dans le foie de ce poisson une panacée à tous les maux, et, comme l'huile qu'on en extrait contient de l'*iode*, il s'ensuit qu'on l'a appliquée à toutes les maladies sans exception, ainsi qu'on le fait d'ailleurs pour l'*iodure de potassium* que quelques médecins emploient vraiment sans le moindre discernement. Ce dernier médicament, je l'ai déjà dit, sagement et méthodiquement administré dans des cas spéciaux, offre des avantages réels quand on ne va pas jusqu'à irriter l'estomac, le poumon et le système nerveux ; mais je condamne l'huile de foie de morue parce que, comme toutes les huiles toujours difficiles à digérer, elle trouble les fonctions digestives et jette le malade dans un grand amaigrissement. Quand on juge l'emploi de l'iode nécessaire, on peut avoir recours à des formules où on le trouve dosé d'une manière certaine sans qu'on ait besoin d'avoir recours à des huiles rances et frelatées, dont on fait une sale et ignoble spéculation.

Que dirai-je des *préparations camphrées* tant préconisées contre toutes les maladies? L'usage qu'on en fait journellement est chose si ridicule, que ce serait le devenir que de vouloir combattre sérieusement une telle aberration de l'esprit humain. Ce système repose sur cette étrange supposition que, des *vers*, des *animaux parasites*, étant la cause des *neuf dixièmes* de nos maladies, elles doivent guérir par le camphre, puisqu'il est un poison de ces animaux microscopiques. Pour les fauteurs de ce système, « le *carreau* est une invasion du péritoine par les *vers*, la *rage*, c'est l'invasion du filet de la langue par un *acare*, insecte de grande ou petite taille. L'*asthme* est une accumulation sur les parois des bronches, et à la base de la trachée-artère de mucosités et des tissus parasites causés par les titillations des ascarides vermiculaires. » Partant de ce faux principe qui n'est tout bonnement qu'une hallucination, on boit, on mange, on fume du camphre et on s'en frotte. On emploie donc le camphre, comme capable de détruire un *parasitisme* qui n'existe en réalité que dans l'imagination. De là cette panacée universelle, connue sous le nom de poudre de camphre, cigarettes camphrées, alcool camphré, vinaigre camphré, eau sédative, pommades camphrées, etc., que le vulgaire s'applique à tort et à travers et dont il s'est reconnu trop tard, hélas! la victime. Ne pas guérir est la chose ordinaire, mais le plus souvent l'emploi de ces divers moyens produit des désordres graves dans nos fonctions, surtout lorsque déjà des phénomènes d'irritation ou d'inflammation existent intérieurement ou extérieurement. — *Cette méthode* repose sur un tissu d'erreurs, a dit M. Piedagnel à l'Académie impériale de médecine, à l'occasion d'une communication relative à la mort de M. Cottereau, regardé comme victime du camphre ; — c'est l'œuvre, ajoute-t-il, *d'un esprit fourvoyé, nous la condamnons* dans son principe et dans ses applications. — Nous n'avons rien à ajouter à ces paroles dictées par cet esprit de justice qui dirige cet habile académicien. D'ailleurs, la lumière ne se fait-elle pas chaque jour? et de nombreux malades désabusés ne viennent-ils pas réclamer les services d'hommes éclairés, pour lesquels la médecine s'appuie sur des bases solides, et non sur d'étranges rêveries?

Ce qu'il y a de mieux à faire pour s'opposer aux désordres qui sont le résultat de l'emploi intempestif et exagéré des médicaments dont je viens de parler, c'est d'en cesser d'abord l'usage, d'avoir recours à des boissons douces et gommeuses, d'user des préparations dépuratives, rafraîchissantes, anti-nerveuses, dont nous avons parlé dans le cours de cet ouvrage en même temps qu'on se soumet à un régime convenable.

EMPLOI

DE LA POUDRE VÉGÉTALE DÉPURATIVE RAFRAÎCHISSANTE.

Cette poudre, composée de substances végétales calmantes, rafraîchissantes et dépuratives, est efficace dans toutes les maladies où il y a irritation, inflammation, échauffement à combattre et âcreté du sang à détruire.

1° Elle se prend trois fois par jour à la dose d'une cuillerée à café légèrement comble (*), délayée chaque fois dans un verre d'eau pure ordinaire froide ou simplement dégourdie en hiver si on le préfère ; en tout, par conséquent, trois cuillerées à café de poudre dans trois verres de liquide tous les jours.

2° Cette poudre peut n'être délayée que dans de l'eau pure, attendu qu'elle est très-légèrement sucrée. Cependant, si on le préfère, on peut rendre cette boisson plus agréable encore en y ajoutant du sucre, du sirop de gomme, d'orgeat ou de capillaire. Les sirops acides ne sauraient convenir aux personnes dont l'estomac est irritable ; elles en ressentent des *pincements* désagréables. On peut encore, avec avantage, délayer cette poudre dans du lait ou du petit-lait.

3° Un premier verre doit être pris le matin à jeun : le deuxième, vers le milieu du jour, et le troisième, le soir en se couchant. Quoique ces moments soient ceux que je préfère, cependant il n'y aurait pas d'inconvénient à prendre ces trois verres à d'autres heures de la journée pourvu que ce fût toujours une heure avant de manger ou trois, quatre heures après.

4° Les malades qui ne pourraient prendre tout d'un trait un verre de liquide, le diviseront en deux parties, qui seront bues à un quart d'heure ou une demi-heure de distance.

5° L'usage de cette poudre végétale dispense de toute

(*) Le pharmacien renferme cette poudre dans des flacons qui doivent durer cinq jours environ. Comme cette poudre attire l'humidité, il est nécessaire que le flacon soit toujours bouché et placé dans un endroit sec.

espèce de tisane, puisqu'elle est éminemment rafraîchissante et dépurative.

6° L'exercice, en donnant plus d'activité aux fonctions de la peau et de la vessie, favorise singulièrement son effet dépuratif. Elle doit être continuée jusqu'à complète guérison.

7° Cette poudre étant souvent trop rafraîchissante pour les vieillards ou les individus faibles, il est quelquefois alors utile d'ajouter à chaque verre deux cuillerées à soupe de vin de Bordeaux, mais à cette condition qu'il n'y a pas irritation dans l'estomac ou les intestins.

8° Comme quelques malades pourraient supposer que cette poudre peut être employée avec la même efficacité sèche ou mélangée à de la confiture ou à tout autre ingrédient, il est nécessaire de les prévenir qu'elle n'a d'effet salutaire que prise étendue dans un liquide, et que plus la quantité de liquide est grande, plus l'effet du médicament est notable ; car, plus largement étendu, il pénètre mieux dans le système circulatoire. On peut donc prendre chaque cuillerée de poudre dans un grand verre d'eau : introduite ainsi dans le canal digestif, elle est promptement absorbée et portée dans la masse du sang qu'elle va régénérer ; son effet dépuratif ne tarde pas à se faire sentir, en favorisant la transpiration insensible et la sécrétion urinaire. Je dois faire remarquer cependant que ce médicament n'agit pas toujours à la fois par ces deux voies, et que, comme les fonctions de la peau et des reins se suppléent tour à tour, il est des malades chez lesquels son action dépurative ne se manifeste que par la transpiration insensible, tandis que chez d'autres ce sont les reins dont l'action est notablement augmentée, car alors les urines coulent avec plus d'abondance que dans l'état ordinaire. Ajoutons que la poudre végétale agit, ou sur les reins, ou sur la peau, selon les dispositions de chaque individu ; car tel est porté à transpirer, tandis que tel autre urine avec plus d'abondance. Quelle que soit d'ailleurs la voie par laquelle agisse ce médicament, il n'en a pas moins un effet à la fois dépuratif et rafraîchissant.

9° Les enfants qui naîtront affectés de dartres, de teigne, d'écrouelles, de maladies vénériennes ou de quelque affection chronique humorale des yeux, des oreilles, de la tête, de la poitrine ou du ventre, seront toujours radicalement guéris si l'on met leur nourrice à l'usage de la poudre végétale, qui, sans nuire à leur santé, communiquera à leur lait des qualités dépuratives infiniment salutaires. La dose de la poudre est celle que j'ai déjà indiquée : trois cuillerées à café par jour ; elle sera continuée jusqu'à complète guérison de l'enfant. La poudre végétale suffit aux nourrices ; les purgatifs ne sauraient leur convenir, car ils tariraient leur lait.

10° Les enfants au-dessous de huit ans qui, nés de parents malsains, seront soumis à mon traitement dépuratif, ne prendront la poudre végétale qu'à la dose d'une demi-cuillerée à café, trois fois par jour. Les enfants au-dessus de huit ans jusqu'à quinze prendront deux cuillerées à café en deux prises, et au-dessus de cet âge la dose sera prise entière.

11° Les enfants au-dessous de huit ans qui ne prendront la poudre qu'à la dose de trois demi-cuillerées à café, comme je l'ai déjà dit, ne délayeront chaque dose que dans un demi-verre de liquide, car une trop grande quantité de boisson leur fatiguerait l'estomac.

EMPLOI

DES PILULES TONI-PURGATIVES.

Ces pilules, à la fois toniques et purgatives, employées de temps en temps, concurremment avec la *poudre végétale dépurative et rafraîchissante*, concourent à la guérison des dartres, des écrouelles, des maladies vénériennes et des diverses affections chroniques de la tête, des poumons, du foie, des reins, du cœur, de la vessie et du système nerveux, produites par l'*acrimonie du sang et des humeurs*. Elles se sont montrées efficaces dans des douleurs nerveuses ou vagues de la tête, dans des étouffements, dans des toux humides, dans des faiblesses des membres, des étourdissements, des tintements d'oreilles et des palpitations de cœur. Elles ont éloigné et guéri des attaques de migraine qui se répétaient, et en ont promptement adouci les accès ; elles ont dissipé des jaunisses avec gonflement du foie. Il est des accidents nerveux qui dérivent d'une constipation habituelle; ces pilules, prises pendant quelques jours, offrent un moyen sûr pour faire cesser cet état et entretenir la liberté du ventre. On rencontre souvent des personnes qui prennent sans effet des lavements simples ; elles obvient à cet inconvénient en faisant usage des pilules purgatives lorsque le besoin d'évacuer se fait sentir.

1° Les circonstances où il faut se purger et le nombre de fois qu'il est nécessaire de le faire sont indiqués au traitement de chaque maladie.

2° Une dose de quatre, six ou huit pilules, selon les individus, suffit le plus souvent pour se purger une fois et produire l'effet d'une médecine ordinaire, qui consiste à pousser cinq à six selles environ ; partant de là, on devra augmenter ou diminuer le nombre des pilules ; car il est à remarquer que chaque personne, en raison de sa constitution, est plus ou moins difficile à émouvoir : quelques-unes sont obligées de prendre, ce qui est très-rare, douze pilules pour obtenir un effet fortement purgatif, tandis qu'à d'autres quatre à cinq pilules suffisent ; les femmes surtout, de leur nature plus irritables que les hommes, sont dans cette catégorie. En règle générale, on peut établir que cinq à six pilules produisent autant d'effet chez une femme que dix pilules chez un homme. Il est sage de ne prendre ces pilules qu'à la dose de trois ou quatre, à titre d'essai, sauf à en augmenter progressivement le nombre.

3° Ces pilules peuvent se prendre à toute heure, à déjeuner, à dîner où à souper, entre deux tranches de soupe, dans du pain à chanter, dans du miel, de la confiture, ou enveloppées, écrasées ou fondues dans du sirop de gomme ou d'orgeat ; tout cela est au choix du malade. On peut boire et manger par-dessus. Si on les trouve trop grosses pour les avaler, on les coupe en deux. Leur effet a lieu quatre, six, huit ou dix heures après leur emploi, selon que l'on est plus ou moins difficile à purger ; l'effet de ces pilules est d'autant moins rapproché, que leur nombre est moins grand.

4° Ce purgatif ne nécessite aucune préparation. Toutefois l'usage de la poudre végétale, en rafraîchissant et calmant l'irritabilité de l'estomac et des intestins, dispose parfaitement à l'emploi de ce moyen *toni-évacuant*.

5° L'usage de ces pilules ne change rien à la manière de vivre ordinaire, et n'empêche point de vaquer à ses affaires.

6° L'usage d'un lavement à la graine de lin, à la guimauve ou à l'eau simple, pris le jour même du purgatif;

dans la soirée ou le lendemain matin, seconde avantageusement l'effet de cet évacuant.

7° Il n'est pas toujours nécessaire de prendre six, huit, dix pilules et plus à la fois; les cas où cette dose est nécessaire sont indiqués dans le cours de cet ouvrage. Les personnes qui n'ont que quelques légères indispositions de la tête, du cœur, des maux de nerfs ou de ces maux vagues et difficiles à définir; qui sont naturellement constipées, qui ont une disposition à l'apoplexie, qui ont la respiration gênée, qui toussent et crachent habituellement; ces personnes, dis-je, devront, dans le but de prévenir quelque affection grave, prendre deux, trois ou quatre pilules tous les huit ou dix jours. La dose sera augmentée ou diminuée au besoin; car, je ne saurais trop le répéter, elle doit toujours être proportionnée à l'âge du malade, à son degré d'irritabilité et à son plus ou moins de facilité à évacuer.

8° Une pilule suffit à un enfant de deux ans.

9° Les enfants au-dessous de huit ans prendront deux pilules.

10° Au-dessus de huit ans et jusqu'à dix-huit, il faut prendre trois ou quatre pilules, et au-dessus de dix-huit ans, cinq, six ou huit sont nécessaires.

11° Un enfant doit pousser deux ou trois selles au plus; partant de ce point, il est facile de juger quelle est la dose qui lui convient.

EMPLOI

DE LA POMMADE RÉSOLUTIVE, ANTI-DARTREUSE.

Cette pommade, qui *subit des modifications* selon les cas, est utile contre les dartres, les scrofules, la teigne, la gale, les tumeurs, les engorgements glandulaires, les plaies, les ulcères de mauvaise nature et les douleurs. Elle s'emploie de la manière suivante :

1° Dans les affections dartreuses ou galeuses, on prend, avec les doigts réunis, de la pommade qu'on étend sur les parties malades, et on frictionne assez fort pour la faire entrer dans le tissu de la peau, qu'elle doit échauffer légèrement, car ce n'est qu'ainsi qu'elle produit un effet curatif ; l'étendre seulement sur la peau n'aurait aucun résultat, il faut qu'elle y pénètre. La friction doit durer quelques minutes si la dartre est étendue, et quelques secondes si elle l'est peu. Après cette opération on essuie les parties frictionnées. J'ajouterai que la friction sera plus rude sur les parties de la peau qui sont moins délicates. Sur le visage on doit agir avec moins de force que sur les bras. Mais la friction doit être plus forte sur les glandes engorgées.

2° Lorsque l'affection est à la tête, la friction sera plus forte, et on coupera les cheveux assez courts afin de pouvoir y porter facilement la pommade. Dans les cas graves, les cheveux seront rasés entièrement, et cette opération devra être répétée tous les quinze jours pendant quelques mois. Cela devient même indispensable dans le traitement de la teigne, et les cheveux n'en repoussent qu'avec plus de force.

3° Lorsque des croûtes trop fortes recouvrent la peau et qu'elles empêchent la pommade de pénétrer sur la partie malade, on peut appliquer d'abord des cataplasmes de farine de graine de lin à nu jusqu'à ce qu'elles soient tombées, et user de la pommade de la manière déjà indiquée.

4° Les plaies doivent être pansées avec de la pommade étendue sur de la charpie, de la toile fine ou du papier brouillard qu'on doit percer de petits trous. Si elles étaient environnées d'une plaque dartreuse, il serait nécessaire de recourir à la friction avant de procéder au pansement.

5° Lorsqu'on emploie la pommade pour combattre des douleurs, la friction doit être faite assez fortement pour appeler la rougeur sur la peau. Faite devant le feu, et surtout en hiver, elle est plus efficace, car la peau se dilate et le médicament pénètre beaucoup mieux.

6° Lorsque la pommade résolutive n'irrite pas les parties malades, *elle doit être employée pure;* mais, si elle se montrait trop active pour des parties trop délicates, telles que le visage, les organes génitaux, l'anus, on la mélangerait à égale quantité de saindoux ou de pommade de concombre, et même, au besoin, on l'étendrait davantage, afin de la rendre moins irritante. Ce mélange se fait à froid sur une feuille de papier, à l'aide d'un couteau. Si l'on peut la supporter pure, cela n'en vaut que mieux, et c'est ainsi qu'il faut l'*essayer d'abord*. La sensibilité de la peau varie tellement selon les individus, qu'il est impossible de donner à cette pommade un degré de force qui convienne à tout le monde; par le mélange que je viens d'indiquer, on arrive aisément au point voulu.

7° La friction doit être faite matin et soir, si l'affection est très-grave, et une fois seulement si elle est légère. Lorsqu'on remarque du mieux, on laisse des jours d'intervalle entre les frictions, puis on les interrompt et on y revient tour à tour, selon l'intensité du mal et la force des démangeaisons.

8° Il est nécessaire que les plaies soient pansées matin et soir; les tumeurs et les douleurs doivent être frictionnées deux fois par jour si elles sont très-dures.

9° La friction se fait ordinairement avec la main nue; on peut mettre un gant si on le préfère.

10° Lorsque la pommade se durcit par le froid, on peut la rendre plus liquide et plus maniable en l'approchant du feu.

11° Chez les enfants très-jeunes, la peau étant douée d'une grande sensibilité, il est quelquefois nécessaire de mélanger la pommade par moitié avec du saindoux ou de la pommade de concombre : on peut ensuite en faire l'essai, et la mélanger encore s'il est nécessaire, jusqu'à ce qu'elle puisse être supportée sans douleur.

12° Si l'enfant a de douze à quinze ans, on peut essayer d'employer la pommade pure, surtout si la maladie est à la tête, partie où la peau est moins sensible. Des enfants plus jeunes la supportent souvent pure, si c'est la partie chevelue de la tête qui est malade.

EMPLOI

DE LA LIQUEUR ANTI-NERVEUSE.

Cette préparation convient dans toutes les maladies caractérisées par une exaltation de la sensibilité nerveuse. Comme j'ai démontré qu'avant de devenir inflammatoires beaucoup d'affectations d'organes ne sont souvent que *purement nerveuses*, on comprend quels heureux avantages on doit retirer d'une préparation qui, stupéfiant en quelque sorte le système nerveux, prévient et entrave ainsi le développement d'une foule de maladies qui, simples d'abord et n'offrant que des symptômes nerveux, finissent, abandonnées à elles-mêmes, par prendre un caractère tellement inflammatoire que la désorganisation de l'organe malade en est souvent la suite inévitable. — Cette *liqueur anti-nerveuse*, dont les effets salutaires se font promptement ressentir, se montre essentiellement efficace dans les douleurs nerveuses de la tête, l'asthme, la toux nerveuse, les palpitations du cœur, les irritations nerveuses et inflammatoires de l'estomac et des intestins si fréquentes par suite de l'abus des purgatifs. Elle a combattu avec succès les douleurs nerveuses des reins et de la vessie, et celles si fréquentes de la matrice. Son usage pendant quelques mois s'oppose à ces douleurs souvent atroces qu'éprouvent les femmes à l'approche de leurs règles; enfin, cette préparation si sédative du système nerveux de cet agent sensitif, dont l'irritation est si souvent la source de nos maux, combat avec succès cette foule de maladies *vaporeuses*, *spasmodiques*, *hystériques* et *hypocondriaques*, que la science désigne sous le nom de *névroses* et de *névralgies*. Les acrimonies du sang se lient fréquemment à une irritabilité nerveuse, et cette complication réclame à la fois l'usage du *dépuratif* et de la *liqueur anti-nerveuse*. En effet, il est très-digne de remarque que des individus irritables, atteints de dartres, ne sauraient guérir si on ne les soumettait à un traitement dépuratif et anti-nerveux combiné.

1° Cette liqueur se prend trois fois par jour à la dose d'une cuillerée à soupe, délayée chaque fois dans un verre d'eau froide ou chaude en hiver si on le préfère. Ce mélange sera sucré avec du sucre, du sirop de gomme ou de capillaire, au choix du malade.

2° Un premier verre doit être pris le matin, à jeun ; le deuxième, au milieu du jour, et le troisième, le soir en se couchant. Quoique ces époques soient celles que je préfère, cependant il n'y aurait pas d'inconvénient à prendre ces trois verres à d'autres heures de la journée, pourvu que ce fût toujours le moins une heure avant de manger ou quatre heures après.

3° Les malades qui ne pourraient prendre tout d'un trait

un verre de liquide le diviseront en deux parties bues à un quart d'heure ou une demi-heure de distance.

4° Comme on fait toujours usage de la poudre végétale concurremment avec la liqueur anti-nerveuse, on doit ajouter à chacun des trois verres d'eau sucrée une cuillerée à soupe liqueur et une cuillerée à café poudre.

5° Il est très-important d'agiter chaque fois la liqueur avant d'en user, attendu que pendant le repos certaines parties se précipitent au fond du flacon, et que, si elles n'étaient point prises par le malade, le médicament perdrait beaucoup de son efficacité. (*Tenir les flacons dans un endroit frais.*)

Nota. Dans la plupart des cas, cette composition subit des modifications qui la rendent plus ou moins active, selon l'âge et le sexe de la personne malade, selon le caractère plus ou moins opiniâtre de la maladie, selon ses complications et les causes qui ont présidé à son développement.

EMPLOI

DE LA LIQUEUR FORTIFIANTE.

Cette préparation se montre efficace dans certaines périodes des maladies chroniques où la débilité succède à l'irritabilité, à l'inflammation; dans les débilités de quelques parties du corps, ou du corps tout entier, qui sont le résultat d'épuisement ou d'excès; dans les convalescences lentes, les pâles couleurs, les flueurs blanches. On obtient encore les plus grands avantages de son usage dans la suppression des règles, quand elle tient à un état de débilité générale, et non à une inflammation de quelque organe qui dévie le sang de son cours vers la matrice. Ce médicament tonique est essentiellement salutaire dans les catarrhes invétérés qui ne sont entretenus que par la débilité de la membrane muqueuse qui tapisse les bronches. Mélangé aux moyens dépuratifs, j'en ai obtenu d'heureux résultats dans les catarrhes de vessie. A l'aide de cette préparation tonique, combinée à la liqueur anti-nerveuse, j'ai triomphé de plusieurs maladies dans lesquelles l'irritabilité nerveuse était en jeu, telles que l'asthme et certaines douleurs du visage connues sous le nom de tics douloureux. Cette préparation tonique s'est montrée très-efficace dans les affections chroniques de l'estomac et des intestins, mais seulement quand la période inflammatoire est passée. Ce moyen s'applique avec grand avantage au traitement des affections scrofuleuses ; il opère ici en augmentant la propriété digestive et en portant ensuite secondairement son action sur les glandes et les vaisseaux lymphatiques.

1° Cette liqueur se prend à la dose de deux cuillerées à soupe, deux fois par jour, chaque fois délayées dans deux doigts d'eau sucrée froide.

2° Chaque dose de deux cuillerées à soupe est prise une heure avant le déjeuner et une heure avant le dîner.

3° Comme on fait toujours usage de la poudre végétale en même temps que de cette liqueur fortifiante, on délaye alors les trois cuillerées à café de poudre qui forment la dose ordinaire, dans deux verres d'eau seulement. Un verre se prend le matin en se levant, et l'autre le soir en se couchant.

4° Il est très-important d'agiter chaque fois la liqueur avant d'en user, attendu que pendant le repos certaines parties se précipitent au fond du flacon, et que, si elles n'étaient point prises par le malade, le médicament perdrait beaucoup de son efficacité. (*Tenir les flacons dans un endroit frais.*)

Nota. Dans la plupart des cas, cette composition subit des modifications qui la rendent plus ou moins active, selon l'âge et le sexe de la personne malade, selon le caractère plus ou moins opiniâtre de la maladie, selon ses complications et les causes qui ont présidé à son développement.

EMPLOI

DE LA LIQUEUR FONDANTE.

Elle est employée avec succès dans les scrofules, les ulcères, les dartres, la carie des os, les tumeurs du cou, des articulations, les engorgements du testicule, de la prostate, les obstructions du foie, de la rate, les tubercules pulmonaires et dans toutes les affections qui consistent dans l'endurcissement et l'engorgement du tissu d'un organe.

1° Cette liqueur se prend trois fois par jour à la dose d'une cuillerée à soupe, délayée chaque fois dans un verre d'eau froide. Ce mélange peut être sucré avec du sucre ou du sirop de gomme.

2° Un premier verre doit être pris le matin à jeun, le deuxième au milieu du jour, et le troisième le soir en se couchant. Quoique ces époques soient celles que je préfère, cependant il n'y aurait pas d'inconvénient à prendre les trois verres à d'autres heures de la journée, pourvu que ce fût toujours le moins une heure avant de manger ou trois ou quatre heures après.

3° Les malades qui ne pourraient prendre tout d'un trait un verre de liquide le diviseront en deux parties prises à un quart d'heure ou une demi-heure de distance.

4° Comme on fait toujours usage de la poudre végétale concurremment avec la liqueur fondante, on doit ajouter à chacun de ces trois verres une cuillerée à soupe liqueur et une cuillerée à café poudre.

5° Il est très-important d'agiter chaque fois la liqueur

avant d'en user, attendu que pendant le repos certaines parties se précipitent au fond du flacon, et que, si elles n'étaient point prises par le malade, le médicament perdrait beaucoup de son efficacité. (*Tenir les flacons dans un endroit frais.*)

Dans la plupart des cas, cette composition subit des modifications qui la rendent plus ou moins active, selon l'âge et le sexe de la personne malade, selon le caractère plus ou moins opiniâtre de la maladie, selon ses complications et les causes qui ont présidé à son développement.

EMPLOI

DE LA LIQUEUR ANTI-RHUMATISMALE.

Elle s'applique au traitement des rhumatismes, des douleurs goutteuses, de la sciatique et d'une foule de douleurs vagues qui se promènent tour à tour d'une articulation à une autre, et dont le transport s'effectue souvent vers des organes importants, tels que le cerveau, le cœur, l'estomac et les intestins.

1° Cette liqueur se prend trois fois par jour à la dose d'une cuillerée à soupe, délayée chaque fois dans un verre d'eau froide sucrée, ou chaude en hiver.

2° Une première dose doit être prise le matin à jeun, la deuxième au milieu du jour, et la troisième le soir en se couchant, toujours le moins une heure avant de manger et trois ou quatre heures après.

3° Comme on fait toujours usage de la poudre végétale concurremment avec la liqueur anti-rhumatismale, on doit ajouter à chacun des trois verres d'eau sucrée une cuillerée à soupe liqueur anti-rhumatismale et une cuillerée à café poudre végétale.

4° Il faut avoir soin d'agiter fortement le flacon chaque fois, avant d'en extraire la liqueur, afin que le mélange soit parfait. (*Tenir les flacons dans un endroit frais.*)

Nota. Dans la plupart des cas, cette composition subit des modifications qui la rendent plus ou moins active, selon l'âge et le sexe de la personne malade, selon le caractère plus ou moins opiniâtre de la maladie, selon ses complications et les causes qui l'ont produite.

EMPLOI

DE LA LIQUEUR CONTRE L'IMPUISSANCE.

Cette préparation agit d'une manière toute spéciale sur le système nerveux des organes de la génération. Elle donne à ces organes flétris plus de force et d'énergie. En favorisant les fonctions des testicules, en leur imprimant plus d'activité, la *matière spermatique* qu'ils préparent acquiert à la fois, et des qualités plus fécondantes, et ce degré de vitalité indispensable à l'énergie de l'organisation. J'ai déjà dit que le sperme ne servait pas seulement à la procréation de l'espèce, mais encore qu'il était résorbé et qu'il allait porter dans le torrent de la circulation une activité dont toutes nos fonctions ressentaient une profonde et salutaire influence.

1° Cette liqueur se prend deux fois par jour, le matin en se levant et le soir en se couchant. La dose est de deux cuillerées à soupe délayées chaque fois dans un demi-verre d'eau froide pure ou sucrée, toujours le moins une heure avant de manger et trois ou quatre heures après. — On peut prendre, si on le préfère, la dose du soir dans le courant de la journée. Si cette liqueur était trop active, on pourrait en réduire la dose à une seule cuillerée à soupe matin et soir, ou bien étendre chaque fois les deux cuillerées dans un verre entier de liquide chaque fois, au lieu d'un demi-verre, ce qui en diminuerait la force.

2° Dans le plus grand nombre des cas on use, tour à tour, cinq jours de la préparation dont je viens de parler et cinq jours de la *poudre végétale* très-fréquemment combinée à la liqueur *anti-nerveuse* ou autres moyens dont j'ai déjà parlé, parce qu'il est très-rare que les individus affaiblis de l'organe génital ou tout à fait *impuissants* n'aient pas quelque trouble dans le système nerveux ou une affection du poumon, de l'estomac, des intestins, de la vessie ou bien de tout autre organe.

MALADIES DE LA PEAU.

DES DARTRES, DE LA GALE, DES POUX ET DES SCROFULES.

Les *maladies de la peau*, ou *dartres*, les *scrofules*, la *gale*, les *poux*, sont si fréquemment le résultat d'une âcreté vénérienne, elles siégent si souvent aux parties génitales, où elles déterminent des engorgements glandulaires, des démangeaisons extrêmes, en même temps qu'elles produisent des *maladies de matrice*, la *stérilité*, des *affections de vessie* et l'*impuissance*, que j'ai dû consacrer un chapitre à chacune de ces affections acrimonieuses, qui sont une source si fréquente de maladies à la fois opiniâtres et douloureuses.

Des Dartres.

1° Les DARTRES sont des irritations, des inflammations de la peau, entretenues par une acrimonie du sang. Elles affectent presque toujours une marche lente et chronique, n'ont que très-rarement leur période de décroissement, mais, au contraire, acquièrent une intensité d'autant plus grande, qu'elles s'éloignent davantage de l'époque où elles ont pris naissance. Lorsqu'elles commencent à se manifester, on aperçoit sur la peau un assemblage de petits boutons rouges, abondants, épars ou réunis, dont l'apparition est annoncée par un sentiment de tension très-incommode, ou par une démangeaison plus ou moins violente.

2° Bientôt ces boutons, d'où suinte une humeur âcre, se convertissent en légères écailles farineuses, ou en larges exfoliations épidermoïques; quelquefois ce sont des croûtes épaisses, jaunâtres, verdâtres, qui affectent différentes formes et couvrent le siége du mal. Quelquefois aussi la matière de la suppuration agit sur la peau en la corrodant. Tantôt ce sont des taches jaunes, brunes, safranées ou noirâtres ; tantôt des écailles dures, des pustules tuberculeuses, des gerçures énormes, des végétations meurtrières, qui creusent, rongent et consument nos téguments, comme ces insectes avides qui dévorent l'écorce des arbres. Dans d'autres cas, ce sont des ulcères horribles d'où s'échappe une humeur brûlante et corrosive. De combien de genres de dégradations la peau humaine n'est-elle pas susceptible !

3° Les dartres se dessinent quelquefois sur la peau par des plaques ou éruptions arrondies; elles affectent souvent différentes formes bizarres, propres à étonner les observateurs. Elles s'étendent en exécutant une sorte de mouvement de reptation sur la périphérie du corps vivant, et leur marche sinueuse a quelque analogie avec celle des reptiles.

4° Héréditaires dans les familles, les dartres se transmettent de génération en génération et perpétuent ainsi leur existence. Lors même qu'on en porte le germe en naissant, souvent on les voit ne se développer qu'à l'âge de trente ou quarante ans, d'autres fois à une époque plus reculée de la vie.

5° Lorsque les dartres se portent à la tête, elles constituent la *teigne*. Elles ne diffèrent pas de la *lèpre;* elles n'en sont que les premiers degrés ; une affection dartreuse, fortement invétérée, envahissant une grande partie du corps, et caractérisée par une profonde détérioration du tissu cutané, constitue la lèpre, mal cruel dont le nom seul épouvante l'espèce humaine !

6° Si quelquefois les dartres envahissent avec rapidité toute la superficie de la peau, dans le plus grand nombre des cas elles ne se développent que lentement; on n'aperçoit çà et là que quelques boutons, quelques taches, quelques légères écailles, quelques démangeaisons, et ce n'est souvent qu'à une époque plus ou moins éloignée qu'elles s'étendent de manière à recouvrir toutes les parties du corps, souvent même au point d'en gêner les mouvements et de les rendre excessivement douloureux.

7° Cette maladie jette de si profondes racines, qu'à sa première apparition on doit chercher à s'en débarrasser : une dartre ne serait-elle que de la grosseur d'une lentille, elle indique déjà un vice inhérent à l'économie.

8° Le principe dartreux se présente sous des formes infiniment variées. Se porte-t-il à la peau, il donne lieu à des écailles, à des croûtes, à des boutons, à des ulcères, à des taches, à des clous, à des érysipèles, à l'engorgement des glandes. Se porte-t-il sur les organes du mouvement, il occasionne ou la goutte ou le rhumatisme; affecte-t-il des organes intérieurs, il développe la mélancolie, des maux d'estomac, des migraines, des toux opiniâtres, des maladies des yeux, la surdité, l'anévrisme du cœur, et une infinité d'autres maladies.

9° Souvent le principe dartreux ne fait aucune éruption à la peau. Le plus léger bouton, la plus légère écaille ne s'y fait pas remarquer, et cependant le malade est tourmenté par d'affreuses démangeaisons, par de pénibles insomnies ; dans ce cas, un traitement plus prolongé est nécessaire pour débarrasser l'économie de ce ferment corrupteur qui ne peut se faire jour vers la peau, et qui menace les organes intérieurs.

10° Lorsque le principe dartreux est transmis à plusieurs enfants de la même famille, chez l'un il peut attaquer la peau, chez l'autre un ou plusieurs organes intérieurs, chez le troisième souvent aucun symptôme ne se manifeste, et cependant il peut transmettre la maladie à ses enfants, lors même qu'elle ne s'était pas développée chez lui. Mais souvent une affection profonde du poumon, du foie, du cerveau, maladies qui le tuent, prouve qu'ainsi que ses deux frères il avait participé à un funeste héritage.

11° Il est très-fréquent de voir des enfants nés de pères dartreux ou teigneux donner dès leur naissance des signes du vice écrouelleux, et à leur tour des pères écrouelleux transmettre à leurs descendants tous les symptômes des affections dartreuses. Ces faits confirment l'intime rapport qui existe entre les écrouelles et les dartres.

12° Lorsqu'une dartre diminue dans un endroit, c'est pour augmenter dans un autre, ou attaquer d'autres parties, ou bien se porter à l'intérieur et donner lieu quelquefois tout d'un coup, et d'autres fois lentement, à des désordres très-graves ; que de personnes n'ai-je pas vues qui maigrissaient de jour en jour, dévorées par ce principe acrimonieux, principe qui était rentré, ou qui leur avait été communiqué, à leur insu, par la cohabitation avec une personne affectée de dartres ou d'écrouelles !

13° Les dartres disparaissent quelquefois subitement et d'elles-mêmes, ou par un mauvais traitement; dès lors à quels dangers n'est-on pas exposé! Un rhume, une fluxion de poitrine, un asthme, un crachement de sang, une gastrite, des maux de gorge, des migraines, des maladies des yeux et des oreilles, des palpitations et des anévrismes du cœur en sont souvent le résultat.

14° Les causes qui développent les dartres sont nombreuses; les plus fréquentes sont les peines morales, l'abus des préparations mercurielles, une nourriture échauffante, la malpropreté, le trouble apporté à l'acte de la transpiration, la suppression des règles, la disparition des hémorroïdes, le dessèchement de certains ulcères, d'un vésicatoire ou d'un cautère, l'âge critique, un lait répandu. A ces causes il faut encore joindre les suivantes : les fatigues, les veilles, les travaux sédentaires, des causes mécaniques, telles que des coups mettant en jeu une acrimonie existant déjà dans l'économie. Enfin le principe *galeux*, *scrofuleux*, *scorbutique* et *vénérien* devient très-fréquemment la source des affections dartreuses qui souillent la peau humaine.

15° Il n'en est pas des affections dartreuses comme des autres maladies, qui se guérissent souvent par les efforts salutaires de la nature : ainsi qu'une tache d'huile, les dartres ne font que s'accroître en étendue, et, si quelquefois elles semblent disparaître, c'est qu'elles rentrent pour jeter de profondes racines dans toute l'économie.

TRAITEMENT. — Le malade prendra la *poudre végétale* à la dose indiquée page 20. Toutes les parties affectées de dartres seront frictionnées avec la *pommade anti-dartreuse* *résolutive.* Lorsque l'affection est grave, la friction doit être faite chaque jour; si elle est légère, de deux jours l'un seulement. *Voyez*, page 26, la manière d'user de la pommade; elle fait cesser très-promptement les démangeaisons qui tourmentent les malades. Sous son influence, la peau se nettoie, se fortifie et se rapproche graduellement de son aspect naturel. Comme c'est quelquefois vers le milieu de la nuit qu'un accès de démangeaison se manifeste, le malade pourra immédiatement se soulager en faisant une friction qui ramènera promptement le calme et le sommeil. Lorsque la dartre est à la tête et qu'elle est grave, il faut raser les cheveux, ou du moins les faire tailler fort court, afin de mieux favoriser l'action de la pommade; il sera nécessaire de laver et de brosser fortement la tête tous les sept à huit jours avec de l'eau savonneuse chaude.

Toutes les parties affectées de dartres seront frictionnées avec la *pommade anti-dartreuse.* Mais, si la dartre était rouge, douloureuse, il serait bon, avant d'en venir à la pommade, d'appliquer à nu, sur les parties malades, des cataplasmes de mie de pain et d'eau; et, si l'inflammation persistait, il deviendrait nécessaire d'appliquer quelques sangsues sur la partie ou de pratiquer une saignée si le malade était sanguin. Ces cas assez rares doivent faire l'objet d'une consultation particulière. — Le malade se purgera deux fois par mois si l'affection est légère, et trois fois par mois si elle est grave. *Voyez*, page 24, la manière d'user des pilules purgatives. Il est bien entendu que, si le malade était sujet à une irritation de l'estomac ou des intestins, il devrait être très-modéré sur l'emploi du purgatif, et même s'en abstenir entièrement. — L'usage des bains chauds est nécessaire; ils aident beaucoup à la guérison des dartres par le calme qu'ils apportent à la peau. Les personnes qui ont l'habitude des bains froids pourront en prendre pendant la belle saison. Si la dartre est étendue, deux bains par semaine sont nécessaires; si elle est légère, un seul suffit.

Le régime à suivre doit être doux et rafraîchissant. J'ajouterai seulement que les personnes affectées de dartres se priveront de coquillages, de viande de porc, et ne mangeront que rarement du poisson; elles ne prendront absolument rien de trop salé ou épicé; elles s'abstiendront de liqueurs, d'eau-de-vie, et ne boiront jamais que le vin bien trempé. — Elles useront d'aliments adoucissants et rafraîchissants, tels que les plantes potagères douces, les viandes blanches, le lait, le riz, les œufs, les fruits mûrs, etc.

De la Gale.

La gale, maladie essentiellement contagieuse, a la plus grande analogie avec les dartres. Quand elle se développe, on commence par éprouver de la démangeaison, principalement à la jointure des doigts, du poignet, au bras, sur la poitrine; bientôt de petits boutons ou petites pustules, présentant un point blanc et transparent à leur sommet, surgissent le plus ordinairement entre les doigts, au pli des bras, des genoux, du nombril, à la ceinture et sur la poitrine; si l'on se gratte, ces pustules se renouvellent, et les premières sont bientôt suivies de beaucoup d'autres. Quelquefois l'irritation de la peau devient plus vive, et l'on voit survenir des furoncles, des dartres et d'autres inflammations. La démangeaison que fait éprouver la gale augmente d'une manière notable vers le soir, et surtout pendant la nuit, par l'action de la chaleur du lit, ou par l'effet des boissons alcooliques, des aliments âcres, et, en général, de toutes les causes qui activent la circulation de la peau. — Les vésicules qui caractérisent cette maladie, sans cesse déchirées par l'action des ongles, laissent échapper un liquide visqueux qui se convertit bientôt en petites croûtes minces, légères et peu adhérentes.

La gale est toujours l'effet de la contagion que l'on attribue à la présence d'un insecte, appelé *acarus scabiei* ou *sarcopte*, dans les boutons qui caractérisent cette maladie. Plusieurs médecins contestent l'existence de cet insecte. Il semblerait qu'il naît spontanément dans les croûtes de la gale, et qu'il est plutôt l'effet que la source de la maladie. Elle est engendrée par la malpropreté et se communique par le contact médiat ou par celui des objets touchés par un individu qui en est infecté, surtout lorsque les mains sont en sueur. La gale peut exister un très-grand nombre d'années dans le sang et ne se développer qu'à la suite d'une circonstance imprévue. Les dartres et une foule de maladies doivent leur origine au principe galeux.

TRAITEMENT. — Il est le même que celui que j'ai prescrit pour combattre les maladies dartreuses; j'y renvoie donc le lecteur. C'est à tort que certains malades mettent en doute l'indispensabilité du traitement intérieur; ceux qui le négligent accusent dans un âge plus avancé des maladies de peau fort graves. Indépendamment de l'emploi du dépuratif interne et de quelques purgations, il est nécessaire d'avoir recours aux frictions avec la *pommade anti-dartreuse*.

Il est nécessaire de prendre un bain de deux jours l'un : il sera chaud en hiver et froid dans la belle saison. Il faut désinfecter avec la vapeur de soufre tous les vêtements dont le malade s'est servi, surtout les lainages, afin d'éviter une nouvelle contagion, changer fréquemment de linge et s'abstenir d'aliments salés ou épicés, et de liqueurs spiritueuses.

Des Poux.

Que les poux existent à la tête, sur tout le corps, ou plus particulièrement sur les parties génitales (et ils ont alors reçu le nom de *morpions*), ils sont toujours le résultat d'un défaut de propreté ou de la corruption des humeurs.

Lorsque, malgré tous les soins de propreté, les poux s'engendrent à la tête, sur le dos, à la poitrine, au ventre et sur les parties velues (*maladie pédiculaire*), il est présumable qu'ils doivent leur origine à une humeur teigneuse et écrouelleuse chez les enfants; dartreuse, galeuse ou vénérienne chez les grandes personnes. Il est digne de remarque que le *morpion* coïncide très-fréquemment avec l'existence du virus vénérien.

TRAITEMENT. — Il faut tous les jours peigner et brosser la tête des enfants, et de temps en temps la leur laver avec une eau chaude fortement savonneuse. Si les poux attaquent la peau, il faudra prendre souvent des bains ou se laver et changer fréquemment de linge. Si les parties velues étaient affectées, il serait nécessaire, pour détruire ces insectes, qui pullulent alors avec une extrême rapidité, et qui, en suscitant d'insupportables démangeaisons, produisent sur la peau des boutons incommodes, il serait nécessaire, dis-je, de frictionner fortement la peau et les poils avec notre pommade détersive : si elle n'était pas assez active, on pourrait se servir d'*onguent gris*. On ferait une friction tous les soirs, et le matin on prendrait un bain, continuant ainsi jusqu'à complète destruction de la vermine. Si les poux coïncidaient avec une affection dartreuse, teigneuse, galeuse ou vénérienne, il serait nécessaire de suivre le traitement indiqué pour chacune de ces maladies.

Scrofules et Écrouelles (humeurs froides).

Quoique toutes les glandes, sans exception, puissent être atteintes de scrofules, ce sont généralement celles situées aux deux angles de la mâchoire inférieure et au cou qui sont malades. Elles s'engorgent alors, augmentent de volume, deviennent très-saillantes et contractent une dureté très-remarquable; la peau qui les recouvre conserve d'abord sa couleur naturelle, et n'a pas une plus grande sensibilité; mais, à mesure que les glandes s'irritent pour devenir le centre d'un travail suppuratoire, la peau s'altère et prend une couleur rougeâtre ou purpurine; enfin les glandes s'ulcèrent dans plusieurs endroits et laissent échapper une matière blanche, caséeuse, âcre et plus ou moins fétide, selon qu'elle a plus ou moins séjourné dans le foyer où elle a pris naissance. — Il est plusieurs maladies qui dépendent des écrouelles. Si le poumon est attaqué d'une faiblesse héréditaire ou acquise, les glandes bronchiales s'engorgent, forment des tubercules qui entrent en suppuration et amènent la pulmonie écrouelleuse.

Les écrouelles surviennent ordinairement depuis l'âge de trois ans jusqu'à sept; cependant elles se manifestent aussi plus tard, et quelquefois même dans un âge très-avancé. Elles attaquent plus particulièrement les personnes d'un tempérament lymphatique, celles qui habitent des lieux humides, qui se nourrissent mal, qui mènent une vie indolente ou qui se livrent à des affections tristes. Cette maladie est héréditaire; elle peut épargner la première génération et se manifester à la seconde. Il n'est pas rare de voir des enfants nés de pères dartreux ou vénériens donner dès leur naissance des signes du vice écrouelleux, et, à leur tour, des pères écrouelleux transmettre à leurs descendants tous les symptômes des maladies dartreuses.

Tout ce qui tend à vicier les humeurs favorise le développement des écrouelles. Le défaut d'exercice, un air froid et humide, la privation des rayons solaires, les aliments malsains, peu substantiels, les eaux corrompues, les maladies graves ou prolongées, la disparition subite de quelque maladie de peau, de profonds chagrins, sont autant de circonstances propres à les déterminer. Elles sont communes en Angleterre, en Hollande et dans les Pays-Bas, dans le Valais, le Dauphiné, le Vivarais et la Basse-Bretagne. Dans les grandes villes, elles sévissent de préférence sur les enfants des portiers, des cordonniers, des tailleurs, des tisserands. J'ajouterai encore que laisser les enfants dans l'ordure et la malpropreté, que leur donner pour nourrice une femme infirme et malsaine, c'est les exposer aux ravages de cette cruelle maladie.

TRAITEMENT. — On soumettra le malade à l'usage de la *poudre dépurative* indiquée page 20, associée à la *liqueur fortifiante* dont nous avons parlé page 31.

Si les glandes engorgées sont dures, rouges, et que le malade soit d'ailleurs d'un tempérament sanguin, échauffé, l'application de quelques sangsues sur les glandes irritées est d'un puissant secours. L'emploi des cataplasmes d'eau de guimauve et de mie de pain, appliqués à nu sur les parties affectées, a aussi produit les plus heureux effets. Avouons cependant que ces moyens, aidés même du traitement intérieur, n'ont jamais suffi pour opérer le dégorgement des glandes et la cicatrisation des plaies : aussi, dès que l'irritation est moins vive, ce qui arrive quelques jours après l'application des sangsues et des cataplasmes, il est nécessaire d'avoir recours à l'emploi de la *pommade résolutive* indiquée page 26. Matin et soir les glandes engorgées seront frictionnées, et, lorsqu'il y aura du mieux, on se contentera d'une friction tous les jours. S'il y a des plaies, elles seront pansées avec cette même pommade. Dans quelques circonstances, on peut hâter la cicatrisation des plaies glandulaires en les touchant légèrement avec la pierre infernale. Quelquefois aussi, et surtout quand il y a carie des os, je me suis très-bien trouvé de toucher profondément les plaies avec une solution concentrée d'iode. On doit comprendre que l'emploi de ces divers moyens doit faire l'objet d'une consultation particulière.

Un ou deux bains tièdes par semaine seront salutaires ; on y restera une demi-heure. Si l'enfant ne tousse pas et qu'il soit encore assez robuste, je conseille de lui faire prendre dans la belle saison deux bains froids par semaine, en ne l'y laissant qu'un quart d'heure. On peut y joindre tous les huit jours un lavement à l'eau simple, ou avec une décoction de racine de guimauve s'il y a irritation du canal intestinal.

Quelquefois, par suite des écrouelles, les yeux s'enflamment et rendent une matière purulente. Pour combattre cet accident, il est nécessaire de les bassiner plusieurs fois par jour avec de l'eau de guimauve, et, si l'inflammation est très-vive et que le malade ait peine à supporter la lumière, on appliquera six sangsues derrière chaque oreille. Lorsque les symptômes inflammatoires auront disparu, c'est-à-dire huit à dix jours après l'emploi des sangsues, les yeux seront baignés plusieurs fois par jour avec un collyre astringent. Si l'inflammation des yeux était très-grave et qu'on y remarquât des taies ou des taches, il faudrait, après l'application des sangsues, mettre un vésicatoire derrière l'oreille, du côté le plus affecté, et souffler matin et soir sur les taches une pincée d'une poudre dont je varie la formule.

Lorsque le vice écrouelleux détermine des écoulements d'oreilles, il est nécessaire de faire, matin et soir, à l'aide d'une petite seringue, une injection dans l'oreille ou les oreilles avec une préparation qui doit être de nature *détersive*. Si l'on remarquait de l'irritation dans l'oreille, il faudrait couper cette préparation avec égale quantité d'eau pure, et davantage au besoin. L'application d'un vésicatoire derrière l'oreille malade secondera parfaitement l'effet des injections. Le nez des écrouelleux devient aussi quelquefois le siége d'un écoulement purulent : dans ce cas, les injections que je viens d'indiquer, faites dans les fosses nasales, obtiennent les plus heureux résultats.

CONSIDÉRATIONS GÉNÉRALES
SUR
LES MALADIES VÉNÉRIENNES.

Le mal vénérien, auquel on a donné le nom de syphilis, attaque la génération dans ses sources les plus secrètes, porte atteinte à ses fruits, de sorte que les femmes qui conçoivent après un commerce impur ont rarement des couches heureuses : elles font souvent de fausses couches ; les enfants quelles mettent au monde, quand ils échappent (ce qui est très-rare) à l'infection vénérienne, sont maigres, et apportent en naissant des dispositions à plusieurs maladies, surtout aux affections dartreuses, écrouelleuses et rachitiques ; la plupart meurent en bas âge ; et, lorsqu'ils vivent, ils ont à leur tour des enfants qui sont souvent atteints de maux analogues à ceux qui ont affligé leurs premières années.

La plus petite portion du virus vénérien suffit pour produire dans toute l'économie les plus grands désordres. On ne sait pas bien au juste combien de temps le principe vénérien, après être entré dans la masse du sang, peut rester caché ou inactif dans le corps ; le plus ordinairement trois, cinq, dix ou quinze jours suffisent pour qu'il produise des écoulements, des ulcères ou des bubons. Quelquefois il suffit de vingt-quatre heures pour que ses effets puissent se manifester ; et par opposition il reste quelquefois plusieurs semaines, plusieurs mois et même plusieurs années sans causer aucun symptôme apparent.

Quelques malades, après avoir vu disparaître tous les symptômes de la maladie vénérienne, conservent parfois un certain degré d'irritation dans les parties génitales, qui annonce que le traitement qu'ils ont subi n'a été que palliatif. Ils éprouvent une sensation de fourmillement dans le canal de l'urètre qui se prolonge quelquefois jusqu'à la vessie et au fondement, où ils ressentent de la démangeaison ou de la pesanteur. A certaines époques, et souvent sous l'influence d'une alimentation excitante ou d'un rapprochement sexuel, ils voient apparaître à la verge de petits boutons ou de petits ulcères, d'autres fois ils éprouvent des douleurs nerveuses aux testicules et aux cordons spermatiques.

Les individus faibles, ou qui ont un sang impur, échauffé, dartreux, acrimonieux, sont plus disposés a être infectés du mal vénérien ; par suite des progrès de ce principe, les fonctions animales vitales et naturelles sont viciées; des maladies du cerveau, du cœur, du foie, de l'estomac, des intestins, des reins, de la vessie, se développent; quelquefois les organes génitaux acquièrent une irritabilité fatigante; d'autres fois ils sont flétris, d'une faiblesse extrême, et l'*impuissance* en est le résultat. — Le mal vénérien se transmet le plus ordinairement par le rapprochement des sexes; il se contracte par l'allaitement, par des baisers voluptueux, par l'application du principe virulent sur différentes parties du corps. — Des praticiens distingués pensent, d'après de nombreuses observations, que la maladie vénérienne peut s'engendrer dans le corps de l'homme. Ils l'ont vue, disent-ils, se développer spontanément chez des personnes très-saines, après un coït immodéré, surtout pendant l'époque de la menstruation; j'ai fait quelques observations semblables chez des personnes dartreuses ou atteintes d'âcreté de sang.

Cette affreuse maladie se produit sous les formes les plus variées. Elle se manifeste le plus souvent par des *écoulements* d'une matière jaune verdâtre, d'autres fois par des *bubons* aux aines ou sous les aisselles; — le mal vénérien se présente souvent sous la forme de *pustules muqueuses* et plates; d'autres fois ce sont des *ulcères* qui siégent aux parties génitales, au gosier et dans d'autres parties du corps; — d'autres fois ce sont des *végétations* qui recouvrent les parties sexuelles et qui atteignent même le gosier et les fosses nasales; fréquemment le mal se porte sur les os, occasionne des douleurs atroces, et la *carie* peut en être la suite. — Enfin le mal vénérien porte une funeste influence sur l'enfant, qu'il arrête dans son développement; sur l'homme jeune encore, auquel il prépare une vieillesse prématurée; sur le vieillard, dont il hâte la décrépitude et la mort la plus déplorable.

Blennorrhagie, ou Écoulement vénérien.

Cette maladie, également désignée sous le nom d'*échauffement* et de *chaudepisse*, est caractérisée par un écoulement de nature glaireuse, puriforme, blanc jaunâtre ou verdâtre, venant du vagin chez la femme et du canal de l'urètre chez l'homme, accompagné d'un sentiment plus ou moins vif de chaleur et de cuisson douloureuse dans ce conduit, principalement lors de l'émission des urines.

La cause la plus ordinaire de cette maladie, c'est le principe vénérien qui est absorbé, pompé par la membrane muqueuse qui tapisse le canal. Cet écoulement peut encore se développer, et cela est très-fréquent, après avoir eu des rapports avec une femme qui a ses règles ou des flueurs blanches âcres. Le pus qui découle d'une ulcération de la matrice, le rapprochement avec des femmes qui ont le sang chaud, âcre, qui ont des dartres, la gale ou des écrouelles : telles sont les circonstances qui peuvent encore produire cette maladie. Des individus eux-mêmes dartreux, galeux, écrouelleux, ayant ou des rhumatismes, ou la goutte, ont souvent été affectés d'écoulement pour s'être trop irrités ou fatigués avec des femmes fort saines d'ailleurs. Il est certain que, dans ce cas, l'humeur acrimonieuse du sang se port sur les organes génitaux et y détermine ces écoulements, qui peuvent se communiquer et qui réclament toujours le même traitement.

La chaudepisse se montre ordinairement depuis le deuxième jusqu'au huitième jour après le coït avec une femme infectée de maladie vénérienne ou d'âcreté humorale. Quelquefois l'écoulement met quinze jours ou un mois avant de se développer, et quelquefois davantage. Lorsqu'il ne se fait pas jour au dehors, ce qui arrive quelquefois, on est exposé à de très-grands dangers. La blennorrhagie ne suit pas toujours une marche simple et régulière. Dans certains cas, par exemple, elle est bénigne et indolente, au point de n'occasionner ni cuisson ni aucun autre signe d'irritation, les malades ne s'en apercevant que par les traces qu'elle laisse sur le linge. D'autres fois, cette maladie ne manifeste son existence que par un simple chatouillement; il n'y a ni douleur ni écoulement. Le plus souvent elle s'accompagne de symptômes plus graves; la douleur est plus vive, elle se propage tout le long du canal; la sortie des urines ne se fait que goutte à goutte, elles présentent des filets de sang; quelquefois le sang coule pur et vermeil; des érections fatigantes et douloureuses tourmentent les malades jour et nuit; les aines et les testicules irrités annoncent une chaudepisse cordée. Cet état, que beaucoup d'individus, dans le but de s'abuser, qualifient de simple échauffement, exige toujours, sans exception, l'emploi du traitement végétal.

La période croissante de cet écoulement est de huit ou dix jours, puis il reste stationnaire, et, quoique parfois très-rebelle au traitement, il cède en quatre, cinq ou six semaines. — Ajoutons que, si des phénomènes consécutifs se développent par suite d'un écoulement vénérien, on a lieu de penser qu'il y avait un chancre dans le canal.

Quelquefois la conséquence d'un écoulement vénérien est une inflammation qui atteint la *prostate;* il y a dans ce cas des envies fréquentes d'uriner, tandis que d'autres fois une complète rétention se déclare. La douleur périnéale est telle, que le malade ne peut s'asseoir; les cahotements d'une voiture lui sont insupportables. L'écoulement se supprime, il n'est plus qu'un suintement, et l'amélioration coïncide avec un écoulement plus considérable. — Il est également digne de remarque que les inflammations de la *vessie* et des *reins* sont fréquemment la suite des écoulements trop rapidement supprimés, traités par des moyens trop excitants et par l'usage intempestif des sondes.

Quelquefois la chaudepisse est bâtarde, c'est-à-dire qu'au lieu d'avoir son siége dans le canal, elle est située entre le gland et la peau de la verge qui le recouvre; elle consiste en un écoulement blanchâtre, jaunâtre ou verdâtre. Quel que soit le siége de cet écoulement, le traitement est toujours le même. (*Voyez* page 57.)

TRAITEMENT. Le malade se mettra de suite à l'usage de la poudre végétale pendant vingt à vingt-cinq jours (*voyez*, page 20, la manière de s'en servir). Tout le temps qu'il y aura de l'irritation, il sera nécessaire de prendre cette poudre *quatre fois par jour*, au lieu de trois fois seulement, et d'ajouter à chaque verre une à deux cuillerées de sirop d'orgeat, s'il y avait possibilité de le faire. Si l'irritation est vive et qu'on soit obligé de trop marcher, ce qu'on doit éviter autant que possible, on portera un suspensoir. On prendra quelques bains entiers ou bien on baignera la verge dans de l'eau tiède, du lait ou de l'eau de guimauve. Chaque bain entier devra durer une heure et plus; un bain local, quinze à vingt minutes. Si la chaudepisse est très-douloureuse, on devra ajouter à chaque verre de poudre végétale une cuillerée à soupe de la *liqueur anti-nerveuse*, indiquée page 29, préparation qui devra être continuée jusqu'à ce que les fortes douleurs soient passées, et si, malgré cela, l'inflammation ne cessait pas et que l'émission des urines fût trop douloureuse, on devrait appliquer quinze à vingt sangsues au périnée (endroit situé entre le fondement et les bourses), ou bien à la racine de la verge ou dans sa longueur. Des cataplasmes de mie de pain et d'eau appliqués à nu sur la verge, et pas trop chauds, concourent à calmer son irritation. Chez quelques sujets, cependant, ils produisent quelquefois un effet tout contraire; aussi doit-on, dans ce cas assez rare à la vérité, ne pas les employer. Une deuxième application de sangsues est quelquefois nécessaire pour faire disparaître entièrement l'inflammation. C'est lorsqu'elle a cessé, ou du moins en très-grande partie, qu'on se bornera à ne prendre la poudre que trois fois par jour.

Dès que l'inflammation s'est très-affaiblie, qu'il n'y a que peu ou point d'irritation, que l'écoulement tire à sa fin, et que le virus vénérien a été combattu par la poudre végétale pendant vingt-cinq à trente jours et quelquefois davantage selon l'intensité de la maladie, on remédie alors à la faiblesse locale, et on supprime entièrement l'écoulement par une injection que je modifie selon les circonstances, afin de la mettre en rapport avec le degré de sensibilité du canal. Elle est à la fois *astringente*, *tonique*, *calmante*, et très-propre, par conséquent, à faire cesser les douleurs nerveuses que l'on ressent fréquemment dans une partie plus ou moins étendue du canal de l'urètre.

Pour les premières injections, on mélange cette préparation à égale quantité d'eau pure, et davantage si elle produit de l'irritation. — Au bout de trois jours, on peut essayer l'injection pure, et, si enfin la sensibilité du canal ne permettait pas de l'employer ainsi, on n'en userait que mélangée à égale quantité d'eau pure et davantage au besoin, ainsi que je l'ai déjà indiqué. Comme dans cette préparation une partie des ingrédients est sujette à se précipiter, il est nécessaire de bien l'agiter avant de s'en servir. Voici la manière de procéder à son emploi :

On se procure une petite seringue en verre à canule très-courte et arrondie, et dont le piston joue avec une certaine liberté. Cet instrument étant rempli, le malade, qui a dû rendre par avance ses urines, s'il a besoin de pisser, applique exactement la canule dans l'ouverture du canal, tient la seringue entre le pouce et le doigt du milieu de la main droite, tandis que l'indicateur se place dans l'anneau du piston; la main gauche assujettissant la verge et l'allongeant, il fait agir l'instrument avec lenteur, ayant soin de ne lancer que le tiers environ du liquide qu'il contient, ou la moitié si la seringue est très-petite. Lorsqu'il a séjourné environ une minute dans le canal, on le rejette en cessant d'en comprimer l'ouverture avec les doigts; on replace la seringue et on pousse le restant de l'injection. On remplit une seconde fois la seringue, et le liquide en est encore chassé en deux ou trois coups de piston, en laissant entre eux environ une minute d'intervalle. Cette opération, qui est très-facile et sans douleur, doit se pratiquer trois fois par jour, c'est-à-dire qu'on emploiera deux seringues matin et soir et deux dans la journée, en tout six seringues par jour.

Lorsque enfin on est parvenu à arrêter l'écoulement par le secours des injections et de la poudre végétale, qui, au commencement des injections, ne devra plus être prise que *trois fois par jour*, il est nécessaire, pour prévenir toute espèce de rechute, de continuer encore dix à quinze jours la poudre végétale et les injections; mais alors on ne fera qu'une seule injection matin et soir, c'est-à-dire qu'on n'emploiera qu'une seule seringue chaque fois, toujours en deux ou trois temps. Cette continuation de traitement est indispensable, afin d'empêcher le retour de l'écoulement, qui a une très-grande tendance à renaître sous l'influence de la moindre irrégularité dans le régime. A dater du moment où on commencera les injections, on devra se purger trois fois, à huit ou dix jours d'intervalle.

L'inflammation des reins, de la prostate, de la vessie, réclame l'emploi de la *poudre végétale*, de la *liqueur anti-nerveuse*, des bains chauds entiers, et d'un régime doux et végétal. — Chez un sujet très-sanguin, et en cas de fièvre intense, une saignée du bras seconderait l'effet du traitement. Dans un degré moindre d'inflammation, quinze à vingt sangsues, appliquées à l'anus ou au périnée, amèneraient une prompte disparition de la maladie.

Blennorrhée, ou Suintement habituel.

Cette affection, vulgairement désignée sous le nom de *goutte militaire*, est caractérisée par un écoulement qui persiste après que les symptômes inflammatoires d'une chaude-pisse ont disparu. Il n'y a dans le canal ni douleur ni ardeur, et la matière qui s'en écoule est épaisse, blanche et rarement jaunâtre. Ce suintement, qui peut être entretenu par un vice *dartreux* ou *rhumatismal*, continue des mois, des années, s'exaspère par un exercice violent, par le coït ou par une débauche de table, produit fréquemment des rétrécissements et quelquefois l'*impuissance*.

TRAITEMENT. Le malade prendra trois fois par jour la poudre végétale indiquée page 20. Il fera, matin et soir, des injections; il se purgera cinq à six fois, à huit jours d'intervalle, avec quatre à cinq pilules *toni-purgatives*, indiquées page 24, et, si l'écoulement persistait, il ajouterait à chaque verre de poudre une cuillerée à soupe de la *liqueur fondante* dont j'ai parlé à la page 33. — Le régime sera doux; on ne commettra aucun excès.

De la Balanite, ou Chaudepisse bâtarde du gland. — Taches rougeâtres de cette partie.

L'écoulement, dans ce cas, au lieu de venir du canal, vient de l'espace compris entre le gland et le prépuce (peau de la verge); sa couleur est la même, et l'inflammation, de légère qu'elle est quelquefois, peut arriver à un très-haut degré d'intensité, et se terminer par des excoriations d'où sort la matière purulente, qui est souvent d'une extrême fétidité. Cette affection s'observe le plus ordinairement chez les individus dont le gland est habituellement recouvert. Le principe vénérien n'est pas la seule cause de cette affection; une âcreté dartreuse peut en être la source ou l'entretenir.

TRAITEMENT. Les règles du traitement sont les mêmes que pour la chaudepisse du canal : *poudre végétale* quatre fois par jour, bains entiers et locaux, injections à la guimauve entre le gland et le prépuce, afin d'empêcher le croupissement de la matière qui s'en échappe. Lorsque l'inflammation touchera vers sa fin, quelques lotions astringentes deviendront indispensables; quelques purgations termineront la cure.

Orchite vénérienne, ou Chaudepisse tombée dans les bourses.

Ce gonflement inflammatoire de l'un ou des deux testicules coïncide avec la diminution ou la suppression totale d'un écoulement. Les bains froids, les efforts violents, les longues marches sans suspensoir, et beaucoup d'autres causes analogues, peuvent produire cet engorgement du testicule.

TRAITEMENT. Le malade devra prendre la poudre végétale

quatre fois par jour. Il ajoutera à chaque verre une cuillerée à soupe de la *liqueur anti-nerveuse*. — On appliquera à nu sur le testicule des cataplasmes de farine de graine de lin. Si l'inflammation est vive, douloureuse, on posera quinze à vingt sangsues sur le testicule ou au périnée. On gardera un complet repos, et le régime sera doux et végétal. Lorsqu'il reste un peu d'engorgement après la cessation de l'inflammation, on le dissipe en opérant soir et matin une friction sur le testicule avec la pommade indiquée page 26. On ajoute à la poudre, qu'on réduit à trois prises par jour, une cuillerée à soupe de la *liqueur fondante* dont j'ai parlé page 35. Le malade devra se purger trois ou quatre fois à huit jours d'intervalle. — Il devra éviter des marches forcées et porter un suspensoir jusqu'à complète guérison.

Des Sensations nerveuses du canal de l'urètre et de la vessie succédant à la blennorrhagie.

Souvent, après la disparition d'un ou de plusieurs écoulements, il est des malades qui conservent un certain degré d'irritabilité nerveuse qui consiste en des élancements, en une sensation continuelle de titillation, de fourmillement du canal de l'urètre, des vésicules séminales du col et même du corps de la vessie, se propageant quelquefois jusqu'à l'anus, ainsi que dans une sorte de pesanteur ou bien de roulement ondulatoire des testicules, qui deviennent excessivement incommodes. Souvent de pareils phénomènes, qui atteignent plus particulièrement les individus nerveux, se déclarent par suite d'un excès de table ou d'un coït immodéré. — Si les accidents dont nous venons de parler s'accompagnent quelquefois de maux d'estomac et de coliques, qui indiquent qu'il y a retentissement jusque sur le tube alimentaire, il n'est pas douteux que le dérangement des fonctions de ce dernier est aussi dans bien des cas la principale cause qui dispose à leur manifestation. — Chez quelques femmes, par suite d'écoulement, on remarque des douleurs de reins, de vessie, qui de l'anus se propagent même jusqu'à la matrice.

L'impuissance et la stérilité sont souvent aussi le résultat des écoulements fréquents qui apportent de nombreuses modifications dans la sensibilité nerveuse de l'organe génital. Je renvoie le lecteur au chapitre où j'ai plus longuement traité de ces deux maladies.

TRAITEMENT. L'usage de la poudre végétale combinée à la liqueur anti-nerveuse, des lavements adoucissants, des bains tièdes, des frictions sur le périnée et la verge avec une pommade anti-spasmodique appropriée, des injections de même nature et un régime doux : tels sont les moyens qui, longtemps continués, triomphent d'un mal souvent rebelle. — Quand l'affection se montre opiniâtre, des sangsues au périnée secondent avec avantage le traitement que je viens d'indiquer. — Dans quelques cas exceptionnels, des vésicatoires appliqués à la partie supérieure des cuisses ont produit un effet salutaire; mais on n'arrive à un tel moyen qu'en désespoir de cause. — Les sondes ne deviennent d'un emploi indispensable que lorsqu'il existe quelque rétrécissement, quelque induration dans le canal.

Écoulement vénérien des femmes.

Beaucoup de femmes regardent cette affection, et à tort, comme des *flueurs blanches*. Les démangeaisons incommodes qu'elles éprouvent, l'ardeur qui existe pendant l'émission des urines, la matière jaune et verdâtre qui s'écoule et qui excorie les parties génitales, des dépôts qui se forment quelquefois dans ces parties, révèlent de manière à ne laisser aucun doute une infection vénérienne dont les ravages peuvent se porter jusqu'au col de la matrice.

TRAITEMENT. *Poudre végétale* quatre fois par jour, bains entiers et bains de siége, et injections d'eau de graine de lin tièdes. Si l'inflammation est vive, appliquer quinze à vingt sangsues au périnée. Si l'irritation est tourmentante, ajouter à chaque verre une cuillerée à soupe de la *liqueur anti-nerveuse.* Le régime sera doux, et on gardera le repos. — Quand l'inflammation a cessé, que la maladie est réduite à un simple écoulement, le malade doit se purger trois ou quatre fois avec quelques pilules *toni-purgatives,* à moins d'irritation dans les intestins, en même temps qu'on usera matin et soir d'*injections astringentes* appropriées; elles se pratiquent avec une seringue à pomme d'arrosoir qui contient un verre de liquide environ.—Durant les règles, on ne devra ni se purger, ni faire usage d'injection; mais on peut continuer le traitement intérieur.

Écoulement vénérien de l'anus.

Les deux sexes peuvent être affectés de pareils écoulements; ils sont très-souvent la suite d'une vérole ancienne ou le résultat d'un commerce honteux.

TRAITEMENT. Les soins de propreté, des bains entiers, des lavements adoucissants, l'emploi de la poudre végétale, un régime doux, sont les moyens les plus convenables. Plus tard, quelques purgations légères et quelques injections froides d'une décoction d'écorce de chêne compléteront la guérison.

Écoulement vénérien des oreilles.

La suppression d'un écoulement de la verge peut produire sur l'une ou l'autre oreille une inflammation qui attaque l'intérieur du pavillon de l'oreille ou la cavité même de cet organe. La perte momentanée de l'ouïe, des douleurs vives et l'écoulement d'une matière purulente jaunâtre sont les symptômes constants de cette affection.

TRAITEMENT. Prendre la poudre quatre fois par jour. Application de douze à quinze sangsues derrière l'oreille, injections à l'eau de guimauve et cataplasmes émollients sur l'oreille. Régime doux et repos. Quelques purgations, et plus tard pratiquer dans l'oreille quelques *injections astringentes* appropriées. Si la suppression d'un écoulement avait produit l'affection de l'oreille, on devrait ramener l'écoulement en passant dans le canal une sonde enduite d'onguent de la mère.

Ophtalmie vénérienne.

Elle se manifeste ordinairement après la suppression d'une chaudepisse; quelquefois elle est le résultat d'une inoculation directe. Elle a lieu lorsqu'un doigt ou tout autre corps chargé de la matière de l'écoulement ou de la suppuration d'un chancre ou d'un poulain a été porté sur l'œil. Le gonflement des paupières, la rougeur du blanc de l'œil, le suintement d'une matière jaune ou verdâtre, la douleur, l'impossibilité de supporter la lumière : tels sont les symptômes qui caractérisent cette affection, qui peut amener la désorganisation de l'œil.

TRAITEMENT. Prendre la poudre quatre fois par jour. Bassiner l'œil avec de l'eau de sureau tiède et le recouvrir d'un cataplasme de farine de graine de lin. On appliquera avec avantage dix à douze sangsues derrière chaque oreille si les deux yeux sont atteints; le régime sera doux et végétal; on prendra quelques bains de pieds à la moutarde, et le malade se purgera trois ou quatre fois à huit jours de distance. — Lorsque l'inflammation aura beaucoup diminué, on bassinera l'œil ou les yeux avec un *collyre détersif* approprié. — S'il restait quelques ulcérations sur la cornée, on appliquerait un vésicatoire au cou, on insufflerait dans les yeux une *poudre détersive* appropriée, et on ajouterait la *liqueur fondante* indiquée page 33, à la poudre dépurative. — On rappelle l'écoulement à l'aide d'une sonde enduite d'onguent de la mère qu'on passe dans le canal.

Tumeurs articulaires et autres accidents résultant de la suppression d'un écoulement vénérien.

Un écoulement se supprimant, les genoux ou d'autres articulations peuvent devenir le siége d'engorgements inflammatoires. D'autres fois, la matière de l'écoulement se porte sur la membrane qui tapisse le nez, la bouche, la gorge, et donne lieu à une sécrétion égale à celle qui avait lieu par les parties génitales. D'autres fois, des éruptions dartreuses, des affections graves du cerveau, sont la suite de la suppression d'un écoulement.

TRAITEMENT. Recouvrir les articulations de cataplasmes émollients, appliquer dix ou quinze sangsues sur le point engorgé, se purger quatre à cinq fois à huit jours d'intervalle, user de la poudre végétale, garder le repos et user d'un régime doux et végétal : tel est le traitement qui convient à l'affection dont je viens de parler. On ramène l'écoulement supprimé en passant dans le canal une sonde enduite d'onguent de la mère.

Chancres ou ulcères vénériens.

Les ulcères que produit le virus vénérien, en quelque endroit du corps qu'ils soient situés, prennent le nom d'*ulcères vénériens*, ou plus communément de *chancres*, qu'on leur a donné sans doute pour désigner leur naturel rongeur. Ils affectent le plus ordinairement le gland, l'intérieur du prépuce, l'urètre, les grandes lèvres, la bouche, les lèvres, les mamelons; mais on les voit parfois à l'anus, aux yeux, au nez, au palais, au périnée, aux bourses, aux aisselles, aux doigts, aux orteils, tous endroits où la peau est rarement très-sèche.

Les chancres débutent communément par de petites taches rouges, inflammatoires, accompagnées de démangeaisons incommodes, dont le centre s'élève rapidement, devient un peu blanc, vésiculeux, transparent, et laisse échapper une matière roussâtre et corrosive. Bientôt le sommet de ce bouton se creuse, les bords se durcissent, et la surface ulcérée fournit une matière purulente, fétide et abondante. D'autres fois, l'activité du principe contagieux est si grande, que les ulcérations deviennent profondes et peuvent détruire les organes affectés, comme cela se voit souvent. Lorsqu'ils attaquent le palais ou les fosses nasales, ils en carient quelquefois les os. Souvent les chancres, et surtout ceux de la verge, sont peu douloureux; d'autres fois, ils sont tellement inflammatoires, qu'ils causent l'étranglement du prépuce au-devant du gland, appelé *phimosis*, et qui fait qu'on ne peut découvrir la verge ou l'étranglement derrière le gland formant un bourrelet rouge et très-douloureux, appelé *paraphimosis*, qui empêche de pouvoir le recouvrir.

TRAITEMENT. Le malade sera mis à l'usage de la poudre

végétale, à la dose indiquée page 20. Si les chancres sont bénins, de peu de gravité, ils seront simplement pansés matin et soir avec de la charpie fine, recouverte avec une légère couche de cérat ou de pommade concombre. Souvent, après quelques jours de traitement, les chancres restent stationnaires, ils n'augmentent ni ne diminuent. Dans ce cas, ils devront être pansés avec la *pommade résolutive*. (*Voyez* page 26.)

Lorsque les chancres sont très-inflammatoires, douloureux, le repos, le régime, les bains entiers ou locaux, dans lesquels on restera une heure matin et soir, deviendront nécessaires. Si les douleurs sont excessives, il sera utile de prendre la poudre végétale quatre fois par jour au lieu de trois, et à chaque verre on ajoutera une cuillerée à soupe *liqueur anti-nerveuse*, indiquée page 29. Le malade devra se purger au début de la maladie, et puis tous les quinze jours; en tout, quatre fois environ.

Malgré les soins les plus prompts et les mieux entendus, on n'est pas toujours assez heureux pour arrêter l'inflammation qui complique les chancres, et cela tient, dans la majorité des cas, à l'irritabilité et au tempérament sanguin du malade, ou à des excès. Dans cet état de choses, la partie malade se gonfle, et il y a alors phimosis ou paraphimosis, accident qui empêche de décalotter ou de calotter, et dont j'ai parlé plus haut. Cet état mérite de prompts secours, car la gangrène peut s'emparer de l'organe malade; dans ce cas, on appliquera quinze à vingt sangsues au périnée (endroit situé entre la verge et le fondement), on prendra des bains locaux à l'eau de guimauve, avec addition de trente gouttes de *laudanum liquide* par verre de lotion; ils dureront une heure, on les renouvellera souvent; l'eau devra être tiède, car si elle était trop chaude elle irriterait. La nuit et le jour, si cela est possible, des cataplasmes de mie de pain et d'eau seront appliqués sur la verge à nu et non entre deux linges; on devra faire quelques injections à l'eau de guimauve entre le gland et le prépuce (peau qui recouvre la verge); celle-ci devra être tenue dressée contre le ventre, afin de favoriser le retour du sang et de diminuer l'inflammation. Il est essentiel de ne jamais appliquer les sangsues sur la partie malade; le périnée, je le répète, est l'endroit convenable; la racine de la verge serait encore le seul endroit où on pût en permettre l'application. Chez quelques individus sanguins, on a été quelquefois obligé de pratiquer une saignée du bras : ces cas sont assez rares. Lorsqu'il n'y aura plus d'inflammation, les chancres devront être pansés avec la *pommade résolutive;* et, quelques parties de la peau que puissent occuper des ulcères ou chancres vénériens, ils seront toujours pansés avec cette pommade s'il n'y a pas inflammation; car, dans le cas contraire, on userait, ainsi que je l'ai déjà dit, du cérat ou de la pommade de concombre. On hâte quelquefois la cicatrisation des chancres en les touchant légèrement avec la pierre infernale.

J'ajouterai que, quelquefois après la cicatrisation d'un ulcère vénérien, les bords en restent durs et engorgés; dans ce cas, une friction légère, faite matin et soir sur la partie avec la pommade résolutive, en opère le dégorgement.

Quelquefois, après la guérison des chancres, la peau de la verge reste gonflée; dans ce cas, il faut la tremper plusieurs fois par jour dans une *dissolution d'alun* froide, et opérer quelques frictions avec la pommade résolutive sur ladite partie. D'après tout ce qui vient d'être dit, il est facile de voir qu'on ne doit commencer le traitement que par les moyens les plus simples, et n'arriver aux plus énergiques que lorsque la maladie est plus grave.

Des Bubons ou Poulains.

Le bubon est une grosseur formée par l'engorgement des glandes, des aines, des aisselles ou du cou. Il se manifeste quelquefois d'emblée, c'est-à-dire sans qu'il y ait d'autre maladie à la verge; et c'est souvent peu de jours et même vingt-quatre heures après avoir communiqué avec une femme malade qu'il commence à se développer. Cependant il est des cas où ils ne se montrent qu'après un temps plus long; d'autres fois, les poulains ne se déclarent qu'après l'apparition d'ulcères vénériens, de chaudepisses ou de boutons rouges et humides qui affectent la verge; d'autres fois, ils se manifestent tout d'un coup chez des individus vérolés depuis longtemps. Ces grosseurs se développent donc le plus souvent par la seule influence du principe vénérien qui, après être resté plusieurs mois et quelquefois des années sans action, s'est tout d'un coup, et sans cause connue, porté sur les glandes des aisselles, des aines, du cou ou d'autres parties du corps; ils sont alors la preuve d'une vérole ancienne; on voit quelquefois ces grosseurs aux angles de la mâchoire. Ces poulains ou bubons sont doués de plus ou moins de sensibilité; aussi peut-on les diviser en deux grandes classes : la première comprend ceux qui sont essentiellement douloureux, accompagnés de rougeur à la peau, assez souvent de fièvre, et qui ont une marche rapide et une tendance évidente à la suppuration : on les nomme avec raison *inflammatoires;* ceux de la seconde classe se développent avec lenteur, sont peu ou point douloureux, sans changement de couleur à la peau, et suppurent fort rarement : ce sont les *bubons indolents*. Ces derniers sont le plus souvent le résultat d'une vérole ancienne, tandis que ceux inflammatoires sont fréquemment accompagnés d'écoulements ou d'ulcérations aux parties génitales.

L'apparition du poulain est ordinairement annoncée par un sentiment de gêne, de tiraillement et de douleur à l'aine, que le malade attribue d'abord à des marches forcées ou à toute autre espèce de fatigue. Mais bientôt une glande s'engorge et devient sensible, elle roule sous les doigts, et l'engorgement ne tarde pas à se communiquer aux parties environnantes et aux glandes voisines. La grosseur grandit, devient dure, elle gêne la marche, la peau rougit, les douleurs s'accroissent peu à peu; elles deviennent quelquefois insupportables; une espèce de battement se fait ressentir, et un amas de pus indique que le poulain ne tardera pas à aboutir.

Quelquefois le bubon n'est accompagné d'aucune douleur, la peau conserve sa couleur ordinaire, le malade n'est pas gêné dans sa marche, les glandes roulent sous les doigts assez longtemps, et cet état peut durer plusieurs semaines, plusieurs mois, ainsi que j'ai été à même de le voir souvent, et, si la suppuration a lieu, ce n'est que rarement ou fort tard. On voit cependant quelques exemples de poulains qui, après s'être montrés froids et sans douleurs, prennent tout d'un coup un caractère inflammatoire et se terminent par la suppuration. Il est des cas dans lesquels, de très-rouges qu'ils étaient, ils deviennent blancs, se durcissent et restent longtemps dans cet état; d'autres fois, et sans cause connue, ils disparaissent, et l'humeur vénérienne se porte ailleurs.

TRAITEMENT. Si le bubon est sans douleur et nullement rouge, il faut chercher à le faire dissoudre; à cet effet, il sera frictionné matin et soir avec la *pommade résolutive*

(*Voyez* page 26.) Le malade prendra la poudre végétale trois fois par jour, et se purgera tous les cinq jours pendant cinq à six fois. S'il a le corps échauffé, il prendra des lavements à l'eau simple, et continuera la pommade et la poudre végétale jusqu'à la disparition complète de la grosseur.

Lorsque le poulain est inflammatoire, qu'il y a douleur, rougeur, qu'il y a difficulté à remuer la cuisse, et que le moindre mouvement est une douleur, on doit appliquer quinze à vingt sangsues sur la grosseur, faire bien couler le sang, recouvrir les parties affectées de cataplasmes de mie de pain et d'eau pure ou de guimauve, appliqués à nu et non entre deux linges; on les renouvelle toutes les six ou huit heures environ, et on les rend plus calmants en les arrosant *avec vingt-cinq à trente gouttes de laudanum liquide*. Quelquefois on revient aux sangsues. Le malade prendra des bains, s'il y a possibilité de le faire; il usera des lavements à la graine de lin. Après les sangsues, le malade se purgera, et répétera cette purgation six fois, à six jours d'intervalle; il prendra la poudre végétale quatre fois par jour au lieu de trois, en raison de l'irritation existante. Quelquefois ces divers moyens font dissoudre le bubon; mais plus souvent il vient à suppuration; dans ce cas, on doit toujours continuer les cataplasmes, les purgatifs, la poudre végétale, et, lorsqu'il aura percé, on le pressera légèrement matin et soir pour en faire sortir le pus; ensuite on introduira dans la plaie de la charpie enduite de cérat pour empêcher qu'elle ne se ferme; on pousse doucement cette charpie avec un instrument pointu, et on en introduit une assez grande quantité, car il faut éviter, je le répète, que le trou ne se bouche trop vite. On peut ouvrir les bubons avec le bistouri pour en terminer plus vite; mais un médecin peut seul pratiquer cette opération, qui n'a rien de très-douloureux.

Quelquefois un bubon indolent, sans rougeur, ne peut se dissoudre; d'autres fois, à la suite de ceux qui ont été inflammatoires et qui ont suppuré, il reste une grosseur dure qui nécessite, comme je l'ai dit, l'emploi de la pommade résolutive, toujours associée à la poudre végétale et aux purgatifs. Lorsque, malgré ces moyens, ces grosseurs se montrent rebelles, on doit avoir recours à la pierre à cautère, qui, appliquée sur elles, détermine une plaie qui, pansée avec du cérat, suppure et amène le dégorgement de la partie affectée. On n'a recours à ce moyen qu'à la dernière extrémité, et encore ne doit-on l'employer qu'après l'avis du médecin.

Des Boutons vénériens.

Ces boutons, qui sont humides, plats et arrondis, surviennent ordinairement à la face interne des grandes lèvres chez les femmes, sur le gland chez les hommes, aux environs de l'anus ou fondement, et au mamelon chez les nourrices qui allaitent des enfants infectés. Quelquefois ces boutons se développent sur le scrotum (enveloppe des testicules), à la face externe des grandes lèvres, à la partie supérieure interne des cuisses, au périnée et sur la peau qui recouvre la verge. Ces boutons paraissent six ou huit jours après un rapprochement impur; mais quelquefois ce n'est qu'après quinze jours ou même un mois. Ils sont ordinairement peu nombreux, ils sont d'un rouge plus ou moins foncé, surtout à leur circonférence; ils fournissent une humeur gluante qui a une odeur particulière.

TRAITEMENT. Emploi de la poudre végétale; au bout de douze jours se purger; revenir à la purgation tous les douze jours pendant trois ou quatre fois; bassiner plusieurs fois dans la journée les boutons avec de l'eau blanchie par l'*extrait de saturne;* prendre quelques bains, et frictionner les boutons avec la *pommade résolutive* s'ils résistent : tels sont les moyens à employer pour obtenir une cure radicale.

Excroissances vénériennes.

Ces excroissances vénériennes ou végétations, qu'on désigne sous les différents noms de *poireaux*, *verrues*, *chouxfleurs*, *condylomes* ou *crêtes-de-coq*, ont ordinairement leur siége sur le gland, à la face interne de la peau qui le recouvre, aux environs du filet; il en paraît quelquefois dans le canal de l'urètre. Chez les femmes, elles peuvent se développer sur le col de la matrice, dans l'intérieur du vagin, sur les grandes lèvres, au pourtour du canal de l'urine; on en rencontre encore parfois au périnée, à la face supérieure et interne des cuisses, près du pli de l'aine, sur la motte, à l'anus ou fondement, dans l'intérieur de ce canal. Il n'est pas sans exemple d'en rencontrer un très-grand nombre au palais, à la gorge. Plusieurs personnes et entre autres une jeune fille en avait une quantité prodigieuse sur la langue. L'intérieur du nez peut en être affecté, ainsi que le mamelon des nourrices qui allaitent des enfants vérolés. Ces excroissances indiquent une infection vénérienne ancienne, et se manifestent plusieurs mois ou plusieurs années après avoir eu des chancres, des boutons, des écoulements ou tout autre symptôme de la maladie vénérienne. Il n'est pas cependant sans exemple d'en voir survenir quinze jours ou un mois après un rapprochement impur. Ces diverses excroissances sont blanchâtres lorsqu'elles forment *verrues;* d'autres fois, elles sont d'un rouge semblable aux fraises, aux mûres ou framboises; dans le plus grand nombre de cas, elles sont d'un rouge vif, et, lorsqu'elles sont anciennes, elles se flétrissent et se décolorent. Ces excroissances laissent échapper une matière jaunâtre, parfois sanguinolente et toujours assez fétide. Elles sont rarement douloureuses; mais cependant, dans quelques circonstances, elles acquièrent une grande sensibilité.

TRAITEMENT. Le malade se mettra à l'usage de la poudre végétale; il se purgera huit jours après avoir commencé le traitement, et se repurgera tous les quinze jours, six fois environ. Si ces excroissances se trouvent, à leur début, compliquées par un certain degré d'inflammation, et qu'il y ait surcroît de sensibilité, il est nécessaire alors, pour calmer cette irritation, d'avoir recours à des bains entiers et locaux, d'appliquer des cataplasmes à nu sur les parties affectées, de les oindre avec du cérat opiacé. Parfois même l'inflammation est assez vive pour nécessiter l'application de cinq à six sangsues sur les parties affectées; elles procurent un dégorgement sanguin essentiellement salutaire. Lorsque l'irritation, l'inflammation, ont cessé, on doit avoir recours, pour détruire ces végétations, à une préparation que j'appelle *eau détersive,* et qu'on agitera avant de s'en servir. A l'aide d'un petit pinceau de charpie, elles seront touchées matin et soir avec ce liquide jusqu'à complète destruction. Si un peu d'irritation se manifestait sur les parties affectées, on discontinuerait l'usage de l'eau détersive, et on n'y reviendrait qu'au bout de quelques jours. Chez quelques individus, la peau est douée de tant de sensibilité, qu'il est nécessaire alors de mélanger deux parties de cette préparation à une d'eau pure. Si les parties affectées ne sont pas enflammées, on peut se dispenser de recourir aux cataplasmes, aux sangsues; on peut en venir de suite à l'*eau déter-*

sive, et les bains entiers et locaux ne se montrent alors utiles que comme moyens de propreté.

Douleurs vénériennes dans les chairs, les nerfs, les tendons et les os.

Le virus vénérien, après avoir séjourné plus ou moins longtemps dans l'économie animale, annonce souvent sa présence en attaquant les os, les chairs, les tendons et les nerfs, qui deviennent le siége de douleurs et de gonflements plus ou moins considérables. Les douleurs vénériennes affectent plus particulièrement les os des membres dans leur milieu ou dans leurs extrémités articulaires, ainsi que ceux de la poitrine et du crâne. Les malades sont quelquefois tellement tourmentés, qu'ils ne peuvent se mouvoir en aucune manière; toutes les régions du corps, les chairs, les tendons, les nerfs, sont en proie à des douleurs atroces, qui leur rendent la vie insupportable. — Ces douleurs se déplacent facilement pour se porter vers d'autres parties externes, et même sur des organes intérieurs, où elles causent des palpitations de cœur, de vives anxiétés, des affections du foie, de l'estomac, du cerveau, du poumon, de la vessie et autres accidents plus ou moins graves. Ces douleurs ne sont pas toujours et seulement dues au virus vénérien; elles sont souvent mercurielles et tiennent à l'abus que l'on a fait de ce métal.

Que ces douleurs soient vénériennes ou mercurielles, elles sont si légères, si vagues, si peu senties pendant le jour, que les malades s'en aperçoivent à peine, et se livrent, sans beaucoup de difficulté, à leurs occupations; plusieurs même trouvent que le mouvement et l'action du froid tendent momentanément à effacer le peu qu'ils en éprouvent au sortir de leur lit; mais, aussitôt que le soleil se cache, parfois un peu plus tard, les douleurs commencent à s'éveiller et prennent un accroissement progressif jusque vers minuit à peu près; alors elles sont lancinantes, déchirantes, et font éprouver un sentiment semblable à celui d'une vrille qui percerait les os, ce qui arrache au malade des cris de désespoir pendant plusieurs heures. L'aurore amène une diminution dans les souffrances, et le sommeil revient avec les premiers rayons du soleil, instant où elles sont communément presque inaperçues. Du reste, tous les cas ne sont pas aussi graves, et les époques où les douleurs arrivent ordinairement peuvent beaucoup varier.

TRAITEMENT. Le malade sera mis à l'usage de la poudre végétale, qui neutralise le principe vénérien et expulse du sang le mercure qui peut aussi causer les douleurs. Si elles sont vives, on ajoutera à chaque verre une cuillerée à soupe de la *liqueur anti-nerveuse*, indiquée page 29, et on appliquera le soir des cataplasmes émollients à nu, arrosés avec du laudanum liquide; on en met quarante, cinquante, soixante et même quatre-vingts gouttes; il n'y a aucun inconvénient à employer ces fortes doses extérieurement. L'emploi des cataplasmes et de l'opium peut et doit être précédé par une ou deux applications de sangsues sur l'endroit même de la douleur si la sensibilité est exaltée. Tous les matins, les parties affectées seront frictionnées avec la *pommade détersive* et assez fortement. Le soir et la journée, si on le peut, on appliquera des cataplasmes avec addition d'opium.

Le malade devra se purger en commençant son traitement, et devra se repurger tous les cinq jours pendant six ou huit fois; et, au bout de ce temps, il se purgera encore trois ou quatre fois à douze jours d'intervalle. Dans les cas les plus ordinaires, les sangsues et les cataplasmes sont inutiles; la poudre végétale, les purgatifs, la pommade détersive et la liqueur anti-nerveuse suffisent, soit pour calmer les douleurs, soit pour guérir les exostoses ou gonflements des os, et opérer une guérison radicale.

Exostose et Carie vénérienne.

Les *exostoses vénériennes* sont des tumeurs formées par le gonflement total ou partiel des os chez certains individus atteints de syphilis consécutive, ou qui ont fait abus des préparations mercurielles. Elles sont dures, douloureuses et le plus souvent sans changement de couleur à la peau.

La carie est une véritable ulcération des os, maladie dans laquelle leur tissu s'altère dans un point quelconque de leur surface et donne lieu à la suppuration d'une matière fétide. Toutes nos parties osseuses peuvent se carier. Lorsque la carie attaque la tête, elle peut déterminer la surdité et la cécité; elle cause souvent des cancers qui rongent le nez et le gosier.

TRAITEMENT. Les plaies qu'occasionne la carie seront pansées matin et soir avec la *pommade résolutive* dont j'ai déjà parlé. Le malade se purgera tous les quinze jours, et usera de la poudre végétale jusqu'à complète guérison.

Ulcères vénériens de la gorge, de la bouche, du nez, des yeux, de l'anus et du vagin.

Ces ulcères dépendent d'une infection vénérienne répandue dans le sang. C'est quelques semaines, quelques mois et même quelques années après avoir éprouvé des accidents vénériens aux parties génitales qu'on voit se développer à la gorge, à la bouche, aux lèvres, sur le nez ou dans son intérieur, sur le globe de l'œil ou à l'anus, des ulcères qui deviennent souvent d'une telle gravité, qu'ils peuvent compromettre l'existence des malades. Quelquefois ils sont inflammatoires et douloureux; d'autres ne font éprouver aucune sensation. Les uns sont superficiels; d'autres sont profonds et rongeants. Quand des ulcères se montrent à l'anus ou fondement, ils se placent dans les plis de la peau, au bord de cette ouverture; ils sont longs et étroits, et les mots *gerçure* et *fissure* expriment mieux leur physionomie. Si quelquefois ces petits ulcères sont peu douloureux, d'autres fois, au contraire, ils rendent une matière âcre, sanguinolente, et gênent les malades au point de les empêcher de marcher, de s'asseoir, de rendre les excréments sans souffrir. Le vagin, chez les femmes, peut être tapissé de ces ulcérations, et des cancers de la matrice en sont souvent le funeste résultat.

TRAITEMENT. Le malade sera soumis à l'usage de la *poudre dépurative*, indiquée page 20. Si les ulcères sont à la gorge, dans la bouche, s'ils sont douloureux, on se servira de gargarismes adoucissants, opiacés au besoin. — Lorsque l'irritation aura cessé en grande partie, on emploiera un *gargarisme détersif froid*. Si ces ulcères se montrent rebelles, on les touchera avec la pierre infernale. Si la bouche était vivement enflammée, on appliquerait douze à quinze sangsues sous chaque mâchoire. Dans des cas plus rebelles, on a recours à un vésicatoire à la nuque, qu'on fait suppurer quelque temps. — Des chancres dans le nez exigent des fumigations d'eau de sureau. Lorsqu'ils ne sont pas douloureux, on a recours à quelques injections de chlorure de chaux pour corriger l'odeur infecte. Cette préparation sera allongée avec huit fois son poids d'eau commune. Lorsque les ulcères du nez ne sont pas éloignés de l'orifice extérieur des narines, on doit y porter dessus, à l'aide d'un petit pinceau, de la *pommade détersive*. Les toucher avec la pierre infernale est souvent très-favorable. Si les ulcères atteignent les yeux, on suivra le traitement indiqué page 61. — Si les ulcères sont à l'ouverture de l'anus, ils seront pansés avec la pommade dont je viens de parler. Le malade prendra tous les jours des lavements à la guimauve, afin d'entretenir la liberté du ventre. Les purgatifs sont inutiles; ils ne feraient qu'irriter. Une forte constipation pourrait seule en justifier l'emploi. Des bains chauds entiers ou de siége seulement aident efficacement à une guérison radicale.

Les ulcères qui surviennent aux grandes lèvres chez les femmes seront pansés avec du cérat; s'ils persistent, on usera de la pommade détersive. Des injections d'eau de guimauve, d'eau de chlorure de chaux allongée, et dont j'ai déjà parlé, hâteront la disparition des ulcérations. — Quel que soit le siége des ulcérations, la poudre végétale sera longtemps continuée, et devra être mélangée à la *liqueur fondante*, indiquée page 33, si les ulcérations se montrent rebelles.

Chute des cheveux, carie des dents, altération des ongles.

La maladie vénérienne négligée cause très-fréquemment la chute des cheveux, des sourcils, des cils, de la barbe; elle carie les dents, gonfle les gencives, les ulcère, les rend saignantes et produit une odeur insupportable de la bouche. Elle altère aussi les ongles, qui deviennent secs et se cassent facilement; d'autres fois, ils ont l'air d'avoir été jaunis par la fumée du tabac; dans beaucoup de cas, ils deviennent spongieux, se dépolissent, et donnent à la main un aspect cadavéreux; enfin les ongles prennent quelquefois une couleur violacée; ils tombent, et ne se reforment qu'avec beaucoup de lenteur pour retomber de nouveau, souvent pour ne plus renaître, à cause des ulcérations et des caries qui affectent le bout des doigts. Tous ces divers accidents peuvent être dus aussi à une acrimonie du sang, à un principe dartreux, écrouelleux, scorbutique ou rhumatismal.

TRAITEMENT. Le malade prendra la poudre végétale trois fois par jour, et se purgera tous les dix à quinze jours selon la gravité de l'affection. Si les cheveux, les cils, les sourcils et la barbe tombent, les parties où ils naissent seront frictionnées matin et soir avec la *pommade résolutive*, indiquée page 26. — Si les gencives sont affectées, on se gargarisera avec de l'eau de guimauve tiède, et, dès que l'irritation sera passée, on se servira d'un gargarisme détersif. S'il y a ulcération et puanteur de la bouche, ces ulcérations seront touchées deux fois par jour avec le chlorure de chaux pur, à l'aide d'un petit pinceau. On se lavera la bouche avec ce même chlorure de chaux, mêlé à la dose de deux cuillerées à bouche dans un verre d'eau pure et froide. Les ongles sont-ils altérés, des frictions avec la pommade résolutive doivent être opérées matin et soir sur le dessus des doigts, car c'est aux dépens de cette peau que les ongles se forment. Les doigts sont-ils ulcérés, ils doivent être pansés avec cette même pommade.

Engorgement du testicule.

Cette maladie doit très-souvent son origine aux maladies vénériennes mal guéries. Cependant des coups, des compressions, des contusions, des secousses, des marches forcées, peuvent aussi la produire. Lorsque la maladie commence et qu'elle est à son état aigu, inflammatoire, le testicule est très-gros, la peau qui le recouvre est rouge et luisante, les douleurs sont vives, lancinantes et souvent insupportables. Plus tard, lorsque tous ces symptômes ont passé, le testicule reste dur, plus gros que dans l'état naturel; on y éprouve une pénible pesanteur; souvent une pression modérée n'y détermine que peu ou point de douleur. C'est cet état qu'on appelle *endurcissement* ou *engorgement* du testicule. Cet engorgement finit par s'accroître; alors le testicule devient bosselé, se déforme à mesure qu'il augmente de volume, et les douleurs deviennent plus vives. Le mal s'accroît de jour en jour, des élancements fort douloureux tourmentent le malade, la tumeur perce et devient le siége d'un ulcère qui fournit une matière purulente et fétide. Le malade maigrit, son teint s'altère; le cordon spermatique devient sensible; des tumeurs se développent dans l'abdomen (ventre); le sujet devient souvent hydropique et périt dans un affreux épuisement. C'est cet état déplorable qu'on appelle *sarcocèle* ou *cancer du testicule*.

TRAITEMENT. Lorsque la maladie est à l'état inflammatoire, on doit, pour procéder à sa guérison, suivre la marche indiquée page 57. Lorsqu'il y a *cancer ulcéré*, il n'y a pas d'autre ressource que l'extirpation, opération horrible dont la mort est presque toujours la compagne fidèle. Aussi est-ce lorsque le testicule est à son état d'*endurcissement* qu'il faut se hâter de le dégorger. Voici la marche à suivre: le malade prendra la poudre végétale trois fois par jour; matin et soir, il opérera une friction sur la partie malade avec la *pommade résolutive*, indiquée page 26. Si un peu d'inflammation se manifestait, on appliquerait à nu, pendant quelques jours, des cataplasmes de mie de pain et d'eau, et puis on reviendrait à la pommade. Le malade se purgera tous les dix à douze jours. Si l'endurcissement se montre opiniâtre, on devra ajouter à chaque verre une cuillerée à soupe de la *liqueur fondante*, indiquée page 33.

Rétention d'urine.

La suppression complète ou incomplète des urines, l'envie fréquente de les rendre, accompagnée d'efforts inutiles, de douleurs vives dans la partie inférieure du bas-ventre et des reins, de la chaleur dans le canal, une pesanteur au fondement et au périnée, le plus souvent de la fièvre, une soif interne et une pénible anxiété; tels sont les symptômes les plus ordinaires qui constituent ce qu'on appelle *rétention d'urine*.

Une inflammation violente dans quelque endroit du canal de l'urètre ou dans le col de la vessie, occasionnée par le luxe de la table, par l'abus du vin ou de la bière, par des exercices violents, par l'acte vénérien trop souvent répété, par le froid aux pieds, par la suppression de la transpiration, par une acrimonie du sang, ou le plus fréquemment déterminée par une *chaudepisse* très-inflammatoire, développe cet accident. Ajoutons qu'un état nerveux de ces parties, de petites pierres ou des graviers arrêtés dans les voies urinaires, des caillots de sang retenus dans la vessie, la suppression d'hémorroïdes et le *rétrécissement du canal de l'urètre* sont encore des causes de cet état, auquel il faut promptement porter remède.

TRAITEMENT. On doit avoir pour but, dans cette circonstance, d'enlever promptement l'inflammation et de procurer la sortie des urines; à cet effet, le malade sera plongé dans un bain chaud, il y restera plusieurs heures; il usera de lavements adoucissants et prendra d'heure en heure deux cuillerées de la potion indiquée à la fin de ce chapitre. Si le malade n'urinait pas, on appliquerait vingt-cinq sangsues au périnée; des cataplasmes seraient placés sur la partie inférieure du bas-ventre (région de la vessie). Pour le désaltérer, on lui permettrait de sucer quelques tranches d'orange seulement; car, s'il usait de la poudre végétale ou de quelque autre tisane dans cette periode de la maladie, ce serait l'exposer à de grands dangers par l'augmentation d'urines qu'elles procureraient, qui, s'accumulant dans la vessie et ne pouvant en sortir, en augmenteraient le volume, l'inflammation, et ne feraient qu'accroître les accidents que l'on veut combattre. En place d'orange, le malade pourrait aussi, pour se désaltérer, prendre seulement quelques cuillerées d'eau de groseille, de citron ou d'orange.

Lorsque, malgré les soins les mieux administrés, le malade ne peut uriner, et que la vessie, affaiblie et trop distendue, n'a plus le ressort nécessaire pour l'expulsion des urines, il faut tenter l'*introduction d'une sonde de gomme élastique creuse et à œil.* Aussitôt qu'on a pénétré dans la vessie, le malade rend ses urines, qui s'échappent par le canal de la sonde, et un prompt soulagement en est la suite. — Au chapitre suivant, j'indiquerai la manière de pratiquer cette opération.

Une potion camphrée calme l'irritation de la vessie.

Potion camphrée pour faciliter les urines.

Camphre.	(20 grains) 1 gramme.
Gomme arabique.	(1 gros) 4 grammes.
Laudanum de Sydenham.	(20 gouttes) 1 gramme.
Sirop de capillaire. . . .	(1 once) 30 grammes.
Eau de tilleul.	(4 onces) 125 grammes.

Deux cuillerées toutes les heures.

Nota. Vingt-quatre heures après avoir uriné, le malade fera usage de la poudre végétale trois fois par jour, et quatre fois s'il y a chaudepisse, avec addition de la *liqueur anti-nerveuse*, indiquée page 29.

Des Rétrécissements du canal de l'urètre.

Par ce mot de rétrécissement, on désigne une affection du canal qui a pour effet ordinaire de rendre la sortie des urines plus ou moins difficile. Ces rétrécissements peuvent être *passagers*, c'est lorsqu'ils sont spasmodiques ou inflammatoires. Ils sont produits, chez les gens irritables, par des excès de table, par l'abus des femmes ou de la masturbation, par une chaudepisse très-inflammatoire. Ils peuvent dépendre d'une affection dartreuse, rhumatismale ou goutteuse. On a vu quelques individus, sujets à la goutte, présenter à chaque nouvel accès les symptômes qui caractérisent un rétrécissement inflammatoire; et, dès que les douleurs goutteuses et le gonflement quittaient les articulations, la difficulté d'uriner cessait.

Ces rétrécissements sont *permanents* lorsqu'ils sont dus à un engorgement, un épaississement de la membrane qui tapisse le canal et à l'endurcissement de la glande *prostate* qui entoure le col de la vessie, et qui, lorsqu'elle est malade, excite souvent des envies fréquentes d'uriner et des douleurs incessantes. Ces rétrécissements succèdent le plus souvent à des écoulements lorsqu'ils ont été mal traités, qu'ils ont duré trop longtemps et ont été entretenus et fréquemment exaspérés par des écarts de régime. Une contusion, une chute sur le périnée, des excès de femmes et de table, les fatigues de l'équitation, peuvent donner lieu à leur développement.

Lorsqu'il existe un rétrécissement peu considérable du canal de l'urètre, l'urine sort par un jet délié, plus court qu'à l'ordinaire, souvent bifurqué; ce jet s'interrompt quelquefois. La sortie de l'urine se fait avec lenteur, elle est accompagnée d'un sentiment de cuisson dans le canal, de pesanteur dans le périnée et dans le bas-ventre. Ces symptômes éveillent ordinairement l'attention des malades qui ne font dater leur maladie que du moment de leur apparition, et cependant le mal existe depuis longtemps, et ses progrès n'ont été qu'insensibles. Si on ne lui oppose pas les secours de l'art, il s'aggrave; l'urine sort par plusieurs jets comme d'un arrosoir; le mal empire encore; le malade n'urine que goutte à goutte; la vessie se distend, perd de son ressort et ne peut plus chasser le liquide qu'elle contient; les douleurs deviennent vives, cuisantes; le malade se fatigue en vains efforts; différentes parties des organes génitaux s'enflamment, s'infiltrent d'urine, et des dépôts fistuleux en sont la suite. Lorsque le mal s'aggrave encore, les reins éprouvent de très-vives douleurs, s'enflamment, suppurent, et tous ces désordres se terminent par une mort douloureuse.

TRAITEMENT. S'il y a inflammation, douleur, impossibilité totale d'uriner, le traitement est celui que j'ai indiqué au chapitre précédent, qui traite de la rétention d'urine. Si les rétrécissements sont nerveux, passagers, la *poudre végétale* combinée à la *liqueur anti-nerveuse*, des injections anti-spasmodiques, des frictions de même nature au périnée, sont les moyens qu'il convient d'employer. S'il n'y a que difficulté d'uriner par suite d'obstacles qui existent dans une plus ou moins grande étendue du canal, il faut avoir recours à l'emploi des sondes qui ont pour objet de le dilater.

Deux méthodes sont employées pour combattre les rétrécissements du canal de l'urètre : la première consiste à *dilater* par des bougies graduées; la deuxième, à *cautériser* à l'aide de la pierre infernale. La première de ces méthodes est la plus ancienne et celle qui compte le plus de partisans, parce qu'elle est la plus douce, la plus facile, et qu'elle est à l'abri de tout inconvénient. Des bougies en gomme élastique, douces, souples, flexibles, droites et coniques suffisent pour détruire les plus grands obstacles lorsque le malade, qui a l'avantage de pouvoir se soigner lui-même, veut mettre de la persévérance dans le traitement à suivre. La deuxième méthode, par *cautérisation*, que j'ai vue cependant quelquefois réussir, est entourée de tant de dangers, que je me ferais un cas de conscience de la conseiller. Il n'y a qu'une circonstance où elle doive être employée, c'est lorsque le canal est presque ou entièrement bouché; dans ce cas, il faut cautériser, mais le juste nécessaire pour obtenir le passage d'une sonde, moyen qui doit terminer la cure.

Manière d'employer les bougies.

Pour pratiquer cette opération, le malade peut rester debout, s'asseoir, ou se placer sur son lit, couché sur le dos et les jambes fléchies sur les cuisses. Il n'y a pas de position fixe; la plus commode pour lui est la meilleure. La verge est tenue de la main gauche et un peu relevée, et la bougie est poussée de la main droite; on a soin d'abord de l'oindre avec du beurre ou de l'huile, afin qu'elle puisse glisser plus facilement; on l'introduit dans l'ouverture du canal, on la pousse doucement et on la fait tourner dans ses doigts comme une vis, afin de faciliter son introduction; il est bon de tenir la verge assez tendue, afin d'effacer les plis qui existent dans le canal et qui accrocheraient le bec de la sonde. On la pousse, dis-je, tout doucement, et, s'il se trouve quelque légère résistance, on la retire de quelques lignes, et on la fait tourner entre ses doigts comme un axe en continuant de la pousser près de l'obstacle. Enfin on entre dans le rétrécissement, ce qu'il est facile de constater, car, en ne voulant plus avancer, la sonde ne tend plus à ressortir et se trouve comme comprimée par sa pointe. On peut être certain du contraire tant qu'elle ressort, et dès qu'en cessant de la maintenir elle n'offre pas de résistance à la main qui veut la retirer; l'habitude indique assez facilement la différence qui existe entre la bougie *engagée dans le rétrécissement* et celle qui n'est qu'*arrêtée par un obstacle momentané*. Si, en cherchant à faire entrer la sonde, le canal paraît trop irrité ou trop douloureux, s'il saigne en abondance ou se contracte spasmodiquement, on doit suspendre toute manœuvre pour y revenir plus tard; dès que les accidents seront calmés, l'inutilité d'une première tentative ne dit rien pour la seconde. Mille particularités, que l'habitude seule apprend à distinguer, peuvent s'opposer à un succès d'abord et le permettre après. On doit commencer par se servir des bougies les plus fines, le n° 1, pour arriver aux numéros les plus élevés; il y a quelques numéros doubles, parce qu'il est des grosseurs dont on se sert plus longtemps. On en prend d'un peu plus volumineuses (numéro au-dessus) toutes les fois que la dernière sonde commence à cheminer, à pénétrer librement dans le canal, et enfin on arrive insensiblement à employer les numéros qui remplissent toute l'ouverture du canal de l'urètre. Ce n'est que lorsqu'on emploie les plus grosses bougies qu'il est nécessaire de les courber légèrement pour faciliter leur introduction. Les petites bougies entrent mieux employées droites; elles sont tellement souples, qu'elles prennent elles-mêmes la courbure convenable. Enfin, je suppose que la bougie a franchi l'obstacle, le *rétrécissement;* il faut la fixer, et, pour cela faire, on la replie à angle droit dans l'étendue d'un pouce ou demi-pouce environ, et on coiffe le tout d'une bande de toile qui doit être suffisamment serrée pour maintenir la sonde dans le canal.

Le temps qu'il convient de laisser les bougies dans le canal varie selon une infinité de circonstances, selon que le canal est plus ou moins irritable ou sensible, qu'il est plus ou moins malade, que le rétrécissement est plus ou moins ancien, plus ou moins prononcé. Dans le commencement, la bougie sera gardée un quart d'heure matin et soir, et le moins une demi-heure chaque fois. Chaque jour que la bougie est introduite et qu'on s'y habitue, on doit la laisser davantage, et enfin finir par la garder deux ou trois heures matin et soir, mais bien rarement plus longtemps, à moins d'un rétrécissement plus considérable.

J'ai trouvé que ce temps suffit généralement (à part quelques cas particuliers) pour obtenir une guérison radicale et sûre, quoique un peu plus lente. Depuis un grand nombre d'années, j'ai abandonné entièrement la méthode de laisser les bougies pendant dix ou douze heures, ou même toute la nuit, comme on le conseille généralement pour obtenir une guérison plus prompte. Outre leur incommodité à laquelle on expose le malade par cette méthode forcée, il arrive souvent que, quelques semaines ou quelques mois après, le rétrécissement et ses suites fâcheuses reviennent et obligent le malade d'avoir recours à un nouveau traitement; au lieu qu'en traitant cette affection plus lentement et plus graduellement, comme je viens de l'indiquer, on n'a pas lieu de craindre une rechute semblable, et le malade peut, pendant que le traitement dure, vaquer à ses affaires comme s'il était bien portant.

L'intervalle de chaque application ne peut avoir rien de fixe. On est quelquefois forcé, dans le commencement, d'attendre deux ou trois jours, tandis que, dans d'autres cas, on s'y habitue si rapidement, qu'on peut y revenir le lendemain et tous les jours jusqu'à complète guérison, qu'on apprécie assez facilement par la libre sortie des urines et la cessation de l'obstacle.

Il n'est pas nécessaire que la bougie soit enfoncée dans la vessie, parce qu'il en résulterait des envies fréquentes d'uriner; il suffit qu'elle dépasse un peu le rétrécissement, ensuite on la laisse en place en ne l'ôtant que lorsque le malade a besoin d'uriner, et on peut même la laisser alors si l'émission de l'urine est possible malgré la présence de l'instrument dans le canal. Cette émission s'effectue alors entre la bougie et le canal. Dans chaque assortiment de bougies, il y en a une de grosseur moyenne qui porte des yeux à son bec; on s'en sert comme des autres, et elle a l'avantage, dans le cas où on ne pourrait pas uriner, d'aider à l'évacuation des urines, qui des yeux s'échapperaient par le canal de la bougie, et, lorsqu'on est arrivé à se servir de cette sonde à *œil*, on peut pisser sans la retirer.

La difficulté d'uriner ne vient pas seulement du canal de l'urètre : la *glande prostate*, qui entoure le col de la vessie et qui correspond au périnée (endroit situé entre les bourses et le fondement), s'oppose quelquefois, par son engorgement et sa dureté, à l'émission facile des urines. Dans ce cas, il y a le plus ordinairement écoulement de matière jaunâtre, parfois teinte de sang, et le moindre excès dans le régime, l'impression subite du froid, l'abus du coït, peuvent donner à l'engorgement un nouvel accroissement, amener une inflammation dans la partie, d'où peut résulter la rétention complète des urines. Dès lors les règles de traitement rentrent dans ce qui a été dit au chapitre précédent, qui traite de la *rétention d'urine*. La cure de ce rétrécissement de la *glande prostate* sans inflammation, mais avec engorgement seulement, doit s'opérer par l'emploi des bougies de la manière indiquée. Il est bien entendu qu'alors les bougies doivent pénétrer aussi profondément que possible, et qu'elles doivent traverser cette espèce de saillie que la glande engorgée forme quelquefois au périnée, endroit où on devra appliquer quelques sangsues avant d'employer des bougies; leur effet sera parfaitement secondé par l'emploi de la poudre végétale combinée à la *liqueur anti-nerveuse*, par un purgatif tous les quinze jours et par des bains tièdes.

Flueurs blanches.

Il n'est pas de maladie qui mine davantage la santé des femmes que la leucorrhée ou flueurs blanches. Elle se manifeste par un écoulement plus ou moins abondant, variable en couleur, en consistance et en qualité : tantôt blanchâtre, cette matière devient jaune ou verte; des douleurs et des démangeaisons se manifestent aux parties affectées, et l'ulcère de la matrice est souvent la cause de cet écoulement purulent. Les malades éprouvent des tiraillements habituels de l'estomac; les fonctions digestives une fois dérangées, il en résulte la faiblesse dans les membres, la paresse, la pâleur, la bouffissure de la face, qui se couvre quelquefois de petits boutons blancs; les yeux se ferment; il y a une certaine langueur dans les regards; le corps maigrit, les jambes s'enflent, la tête est fréquemment pesante; il y a des éblouissements, des syncopes; on est essoufflé par le moindre exercice; le pouls est petit, et on est très-sensible à l'impression du froid. Lorsque le mal est grave, il y a un éloignement pour tous les plaisirs, tristesse profonde et dégoût de l'existence.— De jeunes filles portent quelquefois en naissant une semblable affection, funeste héritage transmis avec le sang qui leur donna la vie. C'est dans ce cas que la maladie est grave et qu'elle nécessite un traitement longtemps continué.

Les flueurs blanches sont souvent occasionnées par le dérangement des menstrues, par l'abus du coït, par la suppression de la transpiration. Un principe dartreux, écrouelleux, galeux ou vénérien, surtout lorsqu'il a dégénéré, est souvent la source de cette affection. Elle est encore produite par une vie sédentaire ou par des exercices trop pénibles, par des affections chroniques de l'estomac, par des engorgements, des *ulcères* de la matrice, par l'abus des alcooliques, par la suppression des menstrues et des hémorroïdes, ou par toute acrimonie humorale.

TRAITEMENT. Si cette maladie est accompagnée d'une vive irritation, il sera nécessaire d'appliquer quinze à vingt sangsues autour des parties génitales ou bien sur le bas-ventre. Si on a lieu de supposer qu'il y a inflammation à l'estomac, ce que la rougeur des bords de la langue dénote assez, et ce que confirment encore davantage le besoin de boire souvent et la chaleur dans la paume des mains; dans ce cas, dis-je, on appliquera vingt-cinq sangsues au creux de l'estomac. S'il n'y a pas inflammation, on se dispensera de tirer du sang; toutefois on prendra la poudre végétale aux doses indiquées. On se purgera tous les dix jours, et, lorsqu'on ira mieux, on éloignera davantage l'emploi des purgatifs. On prendra quelques bains, des lavements à la graine de lin, et, après deux mois de traitement, la *liqueur anti-nerveuse* sera combinée à la poudre végétale, et on usera des injections, qui ont pour objet d'arrêter l'écoulement en fortifiant le vagin, siége de cette maladie. Je dois faire observer que les flueurs blanches ont une très-grande tendance à renaître; aussi doit-on insister longtemps sur l'emploi de la poudre dépurative et des injections. On donne du ton à l'économie par l'emploi de la *liqueur fortifiante*. Par celle qui est *fondante*, on combat les engorgements de la matrice. Respirer un air pur, celui de la campagne lorsqu'on le pourra, se préserver de l'humidité, porter une ceinture de flanelle, s'éloigner de toute cause excitante, soit morale, soit physique, soit alimentaire, c'est compléter le traitement d'un mal dont les femmes ne sauraient trop vite se débarrasser, tant les résultats en sont funestes.

Maladies vénériennes déguisées.

Il est des sujets qui, ayant eu des maladies vénériennes, se croient radicalement guéris parce que les symptômes externes s'en sont promptement dissipés. Il en est d'autres qui, après un funeste rapprochement, recèlent dans leur sang et à leur insu ce principe corrupteur qui ne se fait point jour vers les organes génitaux, et qui, sous un masque insidieux, produit souvent les plus grands ravages dans toute l'économie. Les maladies principales qui peuvent devoir leur origine à ce principe, lors même qu'on est souvent bien loin de s'en douter, et qui réclament le traitement dépuratif, sont :

1° Des ulcères de la bouche, de la langue, du voile du palais, des amygdales, ainsi que des maux de gorge;

2° La sécheresse et le gonflement de la membrane pituitaire qui tapisse l'intérieur du nez, ou bien des croûtes qui s'y forment de temps en temps, état qui gêne la respiration et produit une odeur désagréable;

3° Des maux de tête violents et souvent affreux, des douleurs violentes dans différentes parties du corps, ressemblant souvent aux douleurs rhumatismales ou goutteuses, des douleurs vagues dans les os;

4° L'amaigrissement général du corps sans cause apparente; d'autres fois, toux sèche et fièvre lente, obstruction du foie, épilepsie et menace de coups de sang;

5° Impuissance ou manque de désir vénérien sans cause évidente; difficulté d'uriner; d'autres fois, abondance d'urine, chaleur dans le canal;

6° Lassitude générale, insomnie, agitation, fièvre intermittente; chaleurs vives au sommet du crâne.

7° Teint maladif et les yeux cernés, physionomie abattue et harassée;

8° Enfin il n'est pas de maladie que le principe vénérien ne puisse produire; qu'il se porte sur le cerveau, le poumon, le cou, le foie, l'estomac, les reins, la vessie, il produit dans ces organes des indurations, des engorgements, des ulcérations funestes. Que le système nerveux soit en proie aux ravages de ce *venin destructeur*, aussitôt le médecin devient le témoin des phénomènes les plus bizarres : ce sont des convulsions, des palpitations, des sensations extraordinaires; on ressent tour à tour une chaleur brûlante et un froid glacial; d'autres fois, la pensée est en proie aux plus singulières hallucinations et se revêt des idées les plus sombres et les plus mélancoliques.

Impuissance et Stérilité.

L'incapacité dans le rapprochement, l'impossibilité d'exercer le coït, constituent chez l'homme l'impuissance; l'inaptitude à féconder, à procréer, constitue la stérilité. L'impuissance et la stérilité doivent très-souvent leur origine aux maladies vénériennes et à l'emploi des préparations mercurielles. Des acrimonies dartreuses, écrouelleuses, galeuses, rhumatismales, peuvent donner lieu à leur développement. Des chagrins profonds, des pertes de sang considérables, des maladies graves, un état de débilité générale, la paralysie, la masturbation et des excès avec les femmes peuvent flétrir les organes génitaux et leur ravir cette force nécessaire à l'accomplissement de leur fonction. Les individus ainsi frappés de nullité deviennent faibles, pusillanimes; la vie leur est à charge, et tout se colore à leurs yeux d'une teinte sombre et mélancolique.

TRAITEMENT. Le malade prendra alternativement, cinq jours la *poudre végétale* indiquée page 20, et cinq jours la liqueur contre l'impuissance dont j'ai parlé page 55. S'il y a des dartres aux parties génitales, elles devront être frictionnées matin et soir avec la *pommade résolutive.* Les bourses, la verge, le périnée, le bas des reins, les fesses, seront fortement frictionnés chaque matin avec une *liqueur aromatique* appropriée. Si la faiblesse est extrême, des morceaux de glace seront appliqués sur la verge, à sa racine et au périnée; on les y laissera fondre. Le malade prendra des bains froids en été; en hiver, les organes génitaux seront plongés dans de l'eau froide, de l'eau de puits; elle sera renouvelée, car, devenue chaude, elle ne produirait pas l'effet tonique que l'on cherche à obtenir. Des frictions sèches sur tout le corps, à l'aide d'une brosse rude, tendraient sympathiquement à ranimer la vie de ces organes.

Du Varicocèle.

On désigne sous le nom de *varicocèle* la dilatation variqueuse des veines du cordon spermatique et des bourses (*scrotum*). Cette maladie est assez fréquente et ne diffère des varices des jambes que par la position qu'elle occupe. Cette maladie atteint plus facilement les personnes qui ont le système veineux très-faible et susceptible de se relâcher très-aisément.

L'existence du varicocèle se manifeste par une tumeur pyramidale, molle, ordinairement noueuse, pâteuse, située au-dessus du testicule, le long du cordon, confondue en bas avec l'épididyme, se perdant en haut de l'anneau, plus volumineuse le soir que le matin, disparaissant quand on est couché et augmentant quand on reste longtemps debout. On éprouve un sentiment de pression, de froid, de douleur, de pesanteur et de tiraillement vers la région des reins qui se prolonge le long du cordon. On ressent des douleurs aiguës, passagères, dans le bas-ventre ; une sensation de fatigue après un léger exercice ; la peau des bourses est flasque ; et quand la maladie est ancienne, la tumeur variqueuse, semblable à un paquet de vers, prend un accroissement assez considérable pour descendre jusqu'au milieu de la cuisse. Il est digne de remarque que cette maladie se manifeste plutôt du côté gauche que du côté droit.

Le varicocèle est plus fréquent chez les adultes et les vieillards que chez les jeunes gens, à moins d'une disposition à cette affection. Il se montre assez communément chez les individus qui ont les testicules volumineux et pendants. Ses causes ordinaires sont : les compressions exercées sur les veines spermatiques par les hernies, les bandages herniaires mal appliqués, les tumeurs développées dans le ventre, les coups, les froissements considérables des testicules, les secousses de l'équitation chez les cavaliers dont les testicules sont volumineux et le *scrotum* très-lâche, et qui n'ont pas la précaution de porter un suspensoir, les professions qui obligent à rester longtemps debout, qui exigent des marches forcées; les excès vénériens, qui, en portant continuellement le sang dans les veines spermatiques, les dilatent outre mesure, et enfin une constipation habituelle, circonstance qui fait que les matières accumulées dans le gros intestin gauche compriment les veines spermatiques qui passent sous lui et s'opposent ainsi au retour du sang, qui en élargit les parois.

Cette maladie, qui produit souvent l'impuissance, réagit beaucoup sur le moral des malades; il en est qui sont tristes, silencieux, hypocondriaques et enclins au suicide.

TRAITEMENT. Je conseille l'usage d'un suspensoir à tous les hommes qui ont les bourses lâches et les testicules pesants, surtout pendant les chaleurs de l'été, et surtout encore lorsqu'ils sont forcés de monter souvent à cheval ou de faire des marches prolongées ou des exercices violents; ce qu'il est très-important d'éviter, si faire se peut. Il va sans dire que les hernies devront être convenablement maintenues. Il faut s'opposer à la constipation, soit par une nourriture rafraîchissante, soit par des lavements fréquents. La *poudre végétale* indiquée page 20 s'oppose à la constipation en calmant l'irritation des intestins, qui en est une source fréquente. Quelques *pilules purgatives* dont j'ai indiqué l'emploi page 24 concourent aussi au même but. — L'usage des préparations *fortifiantes* et *anti-nerveuses* chez les sujets lymphatiques et nerveux aide singulièrement l'emploi des moyens externes.

Le traitement local consiste dans le long usage de topiques froids, toniques, aromatiques, astringents, appliqués sur les bourses et le cordon spermatique, et fréquemment renouvelés. Ce traitement compte de nombreux succès quand le malade s'y soumet avec opiniâtreté. Et ne devrait-on pas guérir, qu'il serait sage d'y avoir recours, alors même que la dilatation variqueuse est trop considérable pour qu'on puisse en espérer la guérison; parce qu'il s'oppose efficacement alors à l'accroissement de la maladie. Dans tous les cas, on doit en seconder les effets par le repos et par la modération dans le rapprochement sexuel.

On a eu quelquefois recours à un procédé opératoire pour guérir le varicocèle ; je ne saurais jamais conseiller un semblable moyen, qui a souvent les résultats les plus désastreux.

TABLE DES MATIÈRES.

Pages.

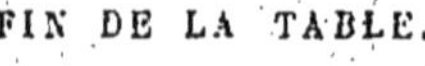

FIN DE LA TABLE.

PARIS. — IMP. SIMON RAÇON ET COMP., RUE D'ERFURTH, 1.

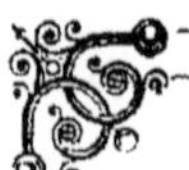

PARIS. — IMP. SIMON RAÇON ET COMP., RUE D'ERFURTH, 1.

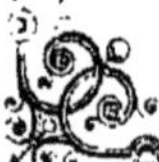

www.ingramcontent.com/pod-product-compliance
Ingram Content Group UK Ltd.
Pitfield, Milton Keynes, MK11 3LW, UK
UKHW021228230726
13926UKWH00003B/1299

9 782014 076172